産後ケア　完全理解読本

監修　福島富士子

財界研究所

はじめに

2019年12月6日、母子保健法の一部が改正され、「産後ケア事業」が日本で初めて、法的に位置づけられた。今後、この法律は2年を超えないうちに施行され、全国約1700の市町村は、法律に則った形で各地の実情に合った形で産後ケア事業を行なっていかなくてはならない、という努力義務が課せられた。

いまなぜ「産後ケア」なのか。

超高齢社会の進展、人口減少が進む日本にはいま、様々な問題が噴出している。ますます進む地方の過疎化、重くのしかかるの国と地方の財政負担、伸び悩む経済成長……。一国の経済・財政の問題は国の活力とは決して無縁ではないことは言うまでもない。新しく生まれてくる子どもがだんだんいなくなってくるところに活力を求めることはやはり難しい。政府がいま子育て支援に力を入れる理由はそこにある。「産後ケア」事業の法制化は、活力ある地方と日本を取り戻していくための布石の一つである。

ただ「産後ケア」を充実しなくてはならない理由はそれだけではない。

「産後ケア事業のポイントはお母さんの身体的回復、心理的な安定を図ること。そしてそこで母子の愛着形成を図って、次の世代となる子どもが幸せになっていくための仕組みをつくること」と福島富士子・東邦大学看護学部長（教授）は指摘する。

労働力人口が減少していくこれから、女性の社会参画はますます重みを増してくる。それを有効なものにしていくためには、家族の協力は欠かせない。子育てを女性だけに任せる時代はとっくに過去のものになっているのだ。そのためには男性も含めた、国全体での働き方改革にまで話は広がっていく。

成熟社会が日本よりも先に到来していた欧州各国では、女性の職場復帰の推進と、そのための家族配慮型の政策の導入によって、少子化や労働人口減少に対する対応を進めて、ある程度の効果を上げてきた経緯がある。日本はその点でまだまだ遅れているのも事実だ。

地域で家族を支援する担い手となる人材の減少も懸念されるこれから、乳幼児ケアから高齢者介護までのマルチタスクを担う人材「日本版ラヒホイタヤ」（フィンランドの資格が語源）の養成も検討の余地があろう。いずれにしても地域の実情に合った「産後ケア」が、これから全国各地で求められてくる。

2020年3月吉日

『財界』編集部

もくじ

第6章　支援体制の普及　民間企業でできること

株式会社ベビーカレンダー代表取締役　安田 啓司

第1章

「産後ケア」とは何か？

東邦大学看護学部長・教授
福島 富士子

妊娠出産を地域で、みんなで支えていく仕組みが日本には昔からあった

母子保健法が改正され、これまでの「子育て世代包括支援センター」の仕組みの中の一つとして、「産後ケア事業」が本格的に取り組まれていくことになりました。この産後ケア事業とは何かについて、述べていきます。

最初に、戦後の日本の妊娠・出産の状況について、簡単な歴史に触れます。ピンポイントになりますが１９５７年(昭和32年)、ちょうど昭和の半分くらい、戦後10年ちょっとたったころです。

それまでの日本の出産というのは、ほとんど家で行われていました。助産院、助産所から助産師が家庭に来て、家で妊娠・出産を行い、子育てしていったわけです。生活の一部に、当たり前のように出産があったのです。このころはちょうど近隣、お隣の方々や親戚の人、おじいちゃん、おばあちゃんと一緒に、みんなで出産を喜んだ時代でした。

映画『三丁目の夕日』をご覧になった方もいらっしゃると思いますが、映画の舞台になったのがちょうどこの昭和32年です。東京タワーがつくられる1年前、これから日本が高度成長期に入って、坂道をどんどん登って、みんなが豊かに、幸せになって

いくという思いの中で、隣近所の方々と仲良く暮らしていたころです。

そのころ日本の医療政策は、出産は病院で行なっていく方向になりました。出産には危険が付き物ですし、また戦後ＧＨＱの指導があったこともあります。病院で分娩していくことが推奨されていきます。

しかし全国各地にすぐクリニックや病院ができるわけではないので、地方には市町村による「母子健康センター」がつくられました。これは当時の厚生省がイスラエルの施設を参考にしてつくったものであることが記録に残っています。１９８０年ころまでに、全国に約７００カ所、市町村母子健康センターがつくられました。

最初につくられた昭和32年には「母子健康センターこそ日本民族のための大きな希望」ということを、当時の厚生省の局長も書き残しているほどで、市町村による母子健康センターの設置は当時の厚生省の施策の目玉であったことがわかります。

長い間、母子保健法の第二十二条の中でも、母子健康センターの設置は市町村の努力義務、と記されていました。

これが今回、「子育て世代包括支援センター」、法的根拠になる法律上の用語としては「母子健康包括支援センター」ということで、姿・形が変えられて母子保健法の第二十二条に記されたのです。

ですから、子育て世代包括支援センターの設置というのは、全く新しくできた事業ではなく、このように妊娠出産を地域の中で、みんなで支えていく仕組みが日本にはもともとあって、その姿・形が変わってきたということです。

ここでは助産師や看護師、嘱託医のドクターなども入って、地域の中で子どもの発達を見守る、地域の人とのつながりがつくられていたのです。

子育て支援が欠けていた35年間で児童虐待の問題が静かに進行

しかしそれから約20年がたった1979～80年ごろには、各地で病院ができ始め、妊娠・出産は病院で行うことが主流となりました。市町村母子健康センターの役割は終わったということで次々、閉鎖していきます。全国母子健康センター連合会から継続された市町村保健連合会も2011年に解散しました。

そしてこの少し後から、日本は高齢者の施策にどんどんお金を掛けていくことになるわけです。

1982年に老人保健法ができ、その後に介護保険制度が始まります。どんどん高齢化が進む日本は、その対策に力を入れざるを得ない状況になっていきます。

新しいクリニックや病院ができる中で、妊娠・出産のテーマは公衆衛生の課題としては達成されたものと言われ始めます。

実は１９８０年（昭和55年）ころから、いろいろな形で児童虐待や子どもの事件が、メディアの報道などで目立つようになりました。これらの問題は地域の中でも認識されるようになっていきます。

１９８０年から２０１４年（平成26年）ころまでの約35年間は、妊娠・出産については、医療に任せていた背景があります。

２０１４年、平成も終わりを告げようとするころ、ようやく日本政府も、この妊娠・出産の包括的な支援、妊娠期から地域の中で地域の人々と共に子育てを支えていくことが大事ではないかと、目を向け始めました。

２０１４年に「妊娠・出産包括支援モデル事業」が創設され、「母子保健相談支援事業」（平成27年度より「利用者支援事業［母子保健型］」として拡充）をはじめ、「産前・産後サポート事業」、そしてこれから触れさせていただく「産後ケア事業」の３つを、医療機関とつなぐ前、そしてつないだ後の出産後も、地域の中で、地域の人や専門職の人が関わることを図っていく政策が始まりました。

翌年２０１５年、この母子保健相談支援事業は、子育て世代包括支援センター事業の形で、先ほど述べた母子保健法の二十二条「母子健康包括支援センター」として法的根拠を持って位置付けられました。

ここでお母さんへの面接、支援プランの作成をしっかり地域の中で行っていくことに加えて、産前・産後サポート事業を行なっていくことになりました。

支援プランの作成のために面談をして、この人には継続的に地域の中で支えることが必要だと思われたときには、産前・産後サポーターとして母子保健推進員や愛育班の班員、また地域のＮＰＯの方々、専門職に限らず地域の中で出産経験のある人や、子育てを一緒にサポートしていこうとする人たちによるサポートの仕組みを、国の事業として入れ込んだわけです。

産後ケア事業の場合でも、産前・産後サポート事業の場合でも、各市町村が利用者支援事業［母子保健型］として相談事業から始めて地域でつながっていく、それによってまちづくりまで行う仕組みを取っていく場合は、国からの補助金が付くことが２０１７年(平成29年)に出された「産前・産後サポート事業ガイドライン」「産後ケア事業ガイドライン」で示されました。

この時点では、産後ケア事業はまだ、子育て世代包括支援センター事業の中の任意事業として位置付けられていました。

お産からお母さんの心身を回復させ、子育てのセルフケアにもっていく事業

利用者支援事業［母子保健型］の仕組みができる以前から、各市町村ではすでに、母子への支援・相談の事業は様々な形で行っていましたが、その中で妊娠期からしっかり母子とその家族を、プランを立てて支援していくかたちになったわけです。

利用者支援事業［母子保健型］は、お母さんとその家族への相談対応を、時期的には妊娠期から始めるものです。

今は高齢出産も増え、いろいろな病気を抱えていても出産できる時代になりましたから、出産をしっかりした医療機関で行なうことは大事なことです。しかしそれよりも前に、妊娠期の相談を受けて、そして出産を終えて家に帰るとまた今度は産後ケアを受けられ、そしてまた地域に戻る、この相談のできるところに戻る、という形で、切れ目のない妊娠・出産支援を行なっていくことが大事だと考えられるようになりました。これが利用者支援事業［母子保健型］として始まった産前・産後サポート事業です。

おさらいになりますが、産前・産後サポート事業は、お母さんや家族が地域の中で孤立をしないようにすることが大きな狙いです。一人ぼっちでいることがないように、

生活や暮らしの中でお互いに支え合う関係づくりをしていくものです。

研修を受けた子育て経験者や地域の様々な人たちと共に、子育てを迎えていく。これにはアウトリーチ、訪問型＝家庭に訪問してもらう形もありますし、何人かのお母さんが集まって集団で子育ての悩みを話したりアドバイスを受ける場所を提供する形もあります。いずれも産前・産後サポート事業の中の1つに組み込まれました。

次にお話しのメーンとなります産後ケア事業についてです。

ここでは母親の身体の回復と、メンタル、心の安定を促進して、まずはお産からお母さんの体がしっかり立ち直って、回復を迎えたあとに、子育てのセルフケア、お母さんとその家族が自分たちの力で子育てを行っていけるように、そして家族をもう一度、再構築して健やかな育児ができるように支援をしていくという事業です。

2019年12月6日、産後ケア事業は母子保健法の中に法的根拠を持って位置付けられました。

新生児および乳児が障害を持っている場合であっても、自宅で養育が可能であれば自宅または産後ケア施設で産後ケアを受けることができる、と前出の「産後ケア事業ガイドライン」には記されています。

このガイドラインにはまた、対象となるお母さんについては、身体的側面、心理的側面、社会的側面ごとにかなり細かく条件が記されていましたが、この度改正された法律では、よりシンプルに「産後に心身の不調または育児不安等がある人、その他特に支援が必要だと認められる人」が対象者であると記されています。

改正法で対象範囲を拡大。適用の2021年までに各地でいい事業になることを期待

また産後ケアの対象となる期間は、ガイドラインでは出産直後から産後4カ月ころまで、お母さんが身体的に一番きつい時期で、まだ子育てに慣れない時期、となっていましたが、この度改正された法律では「産後1年」と、より対象範囲が広がりました。

産後ケアを実施する担当者としては、助産師、保健師、看護師のいずれか1人がいること、必要に応じて心理士、保育士、栄養士なども実施担当者になる、とあります。

産後ケア事業の実施方法です。まず宿泊型のショートステイです。夜泣きがひどくて眠れない、体力的に弱っている、また育児について丁寧に学びたい、という人のために、ガイドラインでは原則7日以内と示されており、市町村の中にはこの体制をとっ

て既に対応しているところもあります。

次にアウトリーチ、訪問型です。この場合も、これまでにも市町村では「新生児訪問」や「こんにちは赤ちゃん事業」など、いろいろな形で訪問型の事業を行なってきました。ですから、その訪問が1日増えるぐらいでは本当の産後ケア事業とは言えません。産後のお母さんのおっぱいケアだけではなく、お母さんの体をしっかり癒やすこと、これから始まる育児に対して自信をつけてもらい、共に、親になることを学んでもらうこと、それを本当に利用者目線で支援の対応をしていくことが産後ケア事業では大事になります。

最期にデイサービス型です。これは例えば午前10時から午後4時くらいまでの間に、お昼を挟んで、お昼にはその場所で、みんなで食事をしながら、赤ちゃんの育児の指導や、お母さんのおっぱいマッサージ、その他の産後の生活についてお母さん方との交流も含めてやっていただくものです。

産後ケアを受ける場合は、現在は利用料を徴収する形で、本人は1割負担になっています。

中には千円でも産後ケアに出すのは厳しいという方もいらっしゃいます。一方でいくらでもお金をつぎ込めるという人もいますので、格差が広がっていますが、今後は法律でしっかり位置付けられましたので、利用料についてはもう少し、いろいろな補助がつくような形にしていってもらいたいと思っています。

例えば「産後ケアセンター」のような場所で、宿泊型の産後ケア事業を実施する場合、医療機関の空きベッドを使うやり方もありますが、その場合は現在入院している患者さんとの区別をしっかり行なわなければなりませんでした。

今回、新しい法律ができて、助産所や病院の空きベッドを使うだけではなく、市町村で工夫をされて、独自の基準で宿泊型の産後ケア事業をいろいろな形で行なえるようになっています。それまでのガイドラインですと、助産所や病院の空きベッド以外で宿泊型の産後ケア事業を行なう場合は、旅館業法の基準を満たさなくてはいけないということがありました。ですから自治体の中には、旅館の空いた部屋を使って産後ケアを行う、というアイデアで計画されているところもあります。

今回の法律では、厚生労働省で定める施設であれば、旅館業の形を取らなくても産後ケアができる方向に変わります。

以上のように、ショートステイ、デイサービス、アウトリーチ型があって、病院の空きベッドを使ったり助産院の空きベッドを使うアイデアもありましたが、今回の法律の適用は２０２１年４月から、ということになりますので、その間に産後ケア事業の内容についてはいく分、いろいろ形を変えて、より一層いいもの、使われやすいものが各地で出来上がっていくのではないかと期待しています。

実施市町村は１７４１市町村中、まだまだ約半分の６６７市町村（平成30年度）

産後ケア事業には、令和元年度に25・5億円の予算が国からついていますが、2年度は30・7億円と増額になりました。

ただ利用料を国と市町村で2分の1ずつ、補助を出す形で進んできたので、全ての妊産婦が利用することになった場合、この額では全く足りなくなります。従いまして、産後ケア事業に対する予算の増額については引き続き、国には検討をお願いしたいところです。

平成30年度には、全国にある１７４１市町村のうち、訪問型も含めて産後ケア事業を実施している市町村が６６７市町村と出ています。まだまだ半分に満たないというところです。

次に、母子保健法において産後ケア事業が位置づけられた意義について触れます。

今までの母子保健法には、妊娠・出産に関することについては妊産婦の訪問指導という形で入っていましたが、今回、十七条の二項に産後ケア事業が、努力義務という形ではありますが、しっかりと位置付けられましたので、今後は全国約１７００の市町村全てで産後ケア事業が行なわれていくことが期待されます。

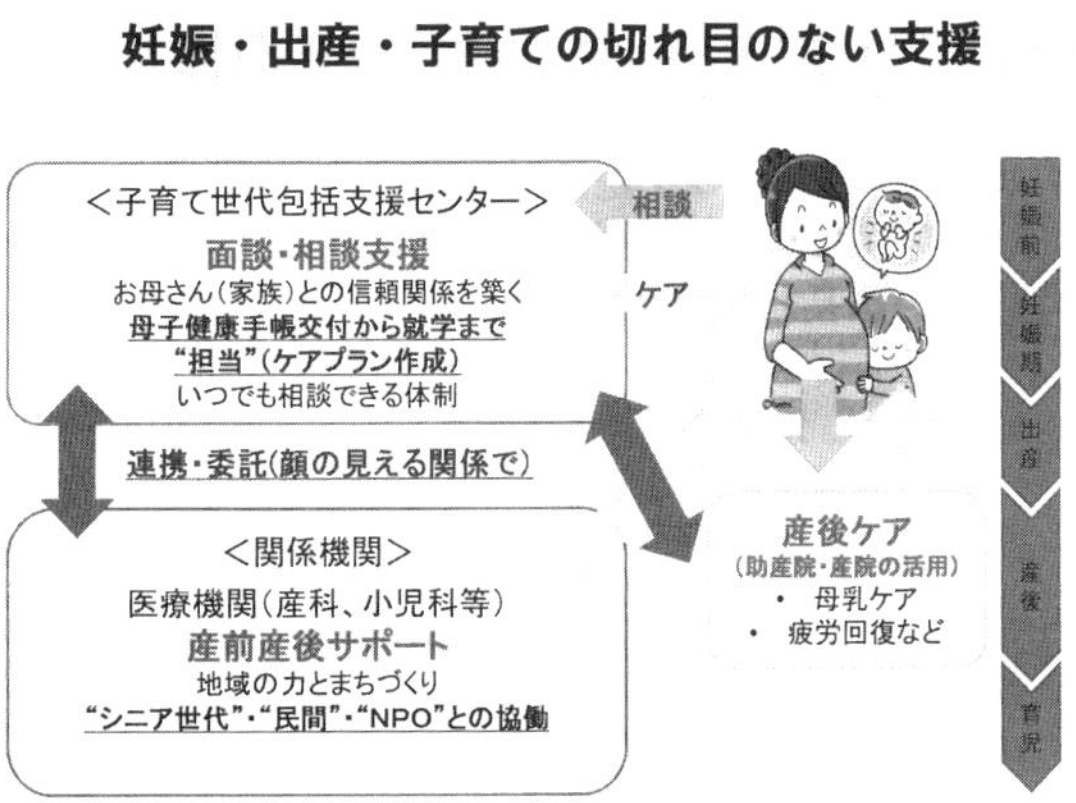

またそれだけではなく、私たちはそのために一緒になって各地で産後ケア事業の立ち上げの支援、評価の支援を進めていきたいと思っています。

産後ケア事業をめぐるこれからのことについてです。

市町村が産後ケア事業を行うに当たっては、その地域で必要な産後ケアの人員や設備、運営に関する基準をつくっていくことになります。厚生労働省がこれからそのための基準をつくるので、市町村はそれに従っていくことになるでしょう。

大事なことは、市町村が産後ケア事業を実施するに当たっては、妊娠中から出産後に至る支援を、切れ目なく行う、という観点です。子育て世代包括ケアセンター、即ち母子保健法二十二条にある母子健康包括支援センター、またその関係機関との連絡や調整を取ること。この法律に基づく母子保健に関する他の事業、また、母子保健だけではなく児童福祉法の中に位置付けられている保健福祉に関する事業との連携をしっかり図っていくことです。

産後ケア事業だけがただ地域の中にぽつんとあるのではなく、相談事業から始まる産前・産後サポート事業、それを支えていく産前・産後サポーターの人たち、それらと共に、まちをつくっていく、という観点が産後ケア事業でも重要です。

子育てがしやすく、次の世代がその土地その場所で生まれ、幸せに育っていく仕組みをつくる。こうした全国的な取り組みが、本格的にスタートしたということです。

この法律の適用は2年を超えない範囲で、ということなので2021年から施行されます。

産後ケアでできることは何か。想定される社会の姿のイメージです。サービスを提

妊娠・出産の包括的支援のキーワード

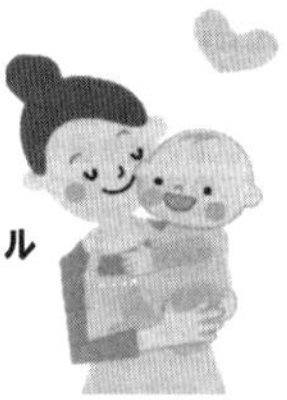

1. **愛着形成**
2. **生活モデル**
3. **ソーシャル・キャピタル**
4. **連携**

供する対象は、出産後の母子に対して、と書かれています。もちろん出産するのはお母さんですから、そのお母さんが生んだ赤ちゃんとの関係をしっかりつくることが大事になります。

市町村母子健康センターから子育て世代包括支援センター
（母子健康包括支援センター）＋　産後ケアセンターへ

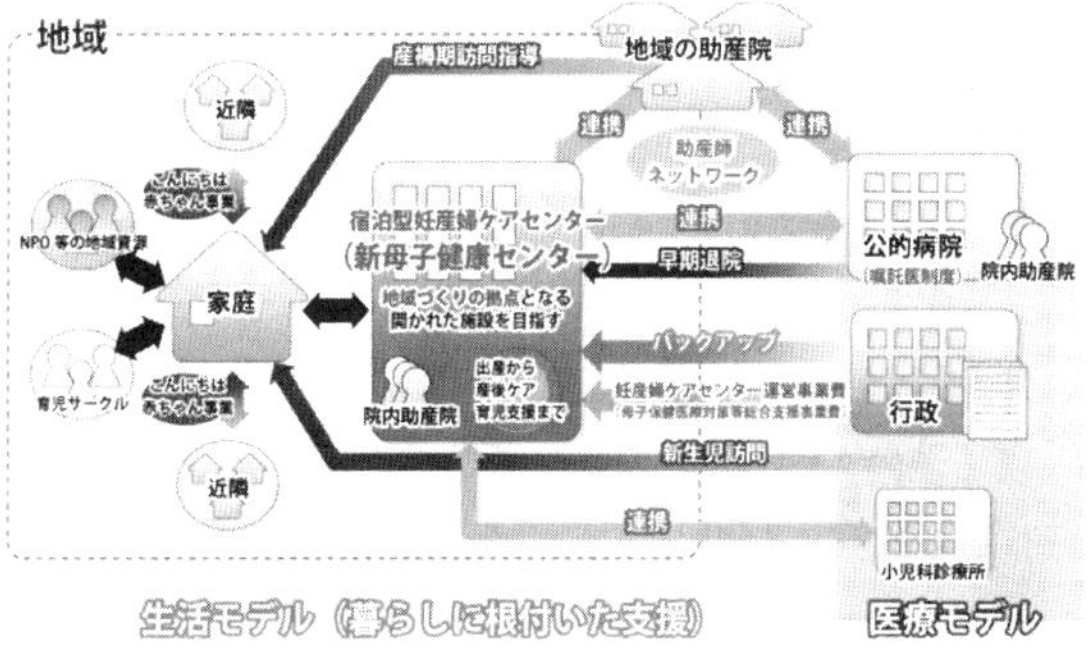

産前・出産・産後を支援される方からする方へ。これが地域づくりの大きな力

お母さんに対する心理的なケアやカウンセリングについてです。今までの訪問事業でも、既に訪問型の産後ケア事業をやられているところでも、「ＥＰＤＳ（エジンバラ産後うつ病質問票）」のチェックリストを使ってお母さんのアセスメントをすることが行なわれています。ですがこれからは、アセスメントだけではなく、ケアをしっかり提供していくことが大事だということです。

お母さんと対話をすること、その対話自体

産後ケアセンターの各自治体への設置

- 実家機能を持つケア施設の創設を行い、母子の関係性の構築と家族への育児支援を提供する。
- 病院の延長線上ではなく、生活支援としてのケア提供を行うことが重要である。
- NPOなど、地域の社会資源ともつながりを持つ開かれた施設であることが求められる。

↓

ソーシャルキャピタルの醸成、地域の関係性の再構築に寄与し、子育てを地域で行うことにつながる

がお母さんに対するケアにつながるのです。育児支援をしていく中で、おむつの替え方一つ、おっぱいのあげ方一つを、丁寧に、お母さんと一緒になって行なっていく中で、心が癒やされ、家族はどうあればいいか、と自分で考えていくようになります。このように、家族がセルフケアを行っていけるように持っていくことが大事なことです。

妊娠・出産・子育ての切れ目のない支援のためには、まず子育て世代包括ケアセンターでの面談・相談です。ここで支援プランを作成し、その中で、例えば家に戻っても実家のお母さんのお手伝いはままならない、自分自身も高齢で大変、といった場合は、産後ケアが必要と判断して、その場で支援プランに書き込み、産後ケアを受ける予約をしてもらいます。

病院から家に戻った後は、地域の中のシニア世代、民間NPO、母子保健推進委員や、愛育班などの人たちとつながりながら、地域の中で暮らしていくことになります。

これらの体制をしっかり整えることがまず大事になります。

産前・産後サポーターについてです。私は行政のいろいろな研修などの場に出させていただくことがあるのですが、サポーターになる専門家や地域の方たちからは、昔は母子保健推進員さんがいた、とか、愛育班の活動があったが今はそういうものがどんどんなくなってしまった、という声がかなり聞かれます。

産後ケア事業をきっかけにもう一度、地域のさまざまな方々、母子保健推進員さんや、また再び愛育班を立ち上げるなどで、専門家だけではできない、その地域の中で地域独自の文化や歴史、

子産み・子育てから始まるソーシャル・キャピタル醸成とまちづくり

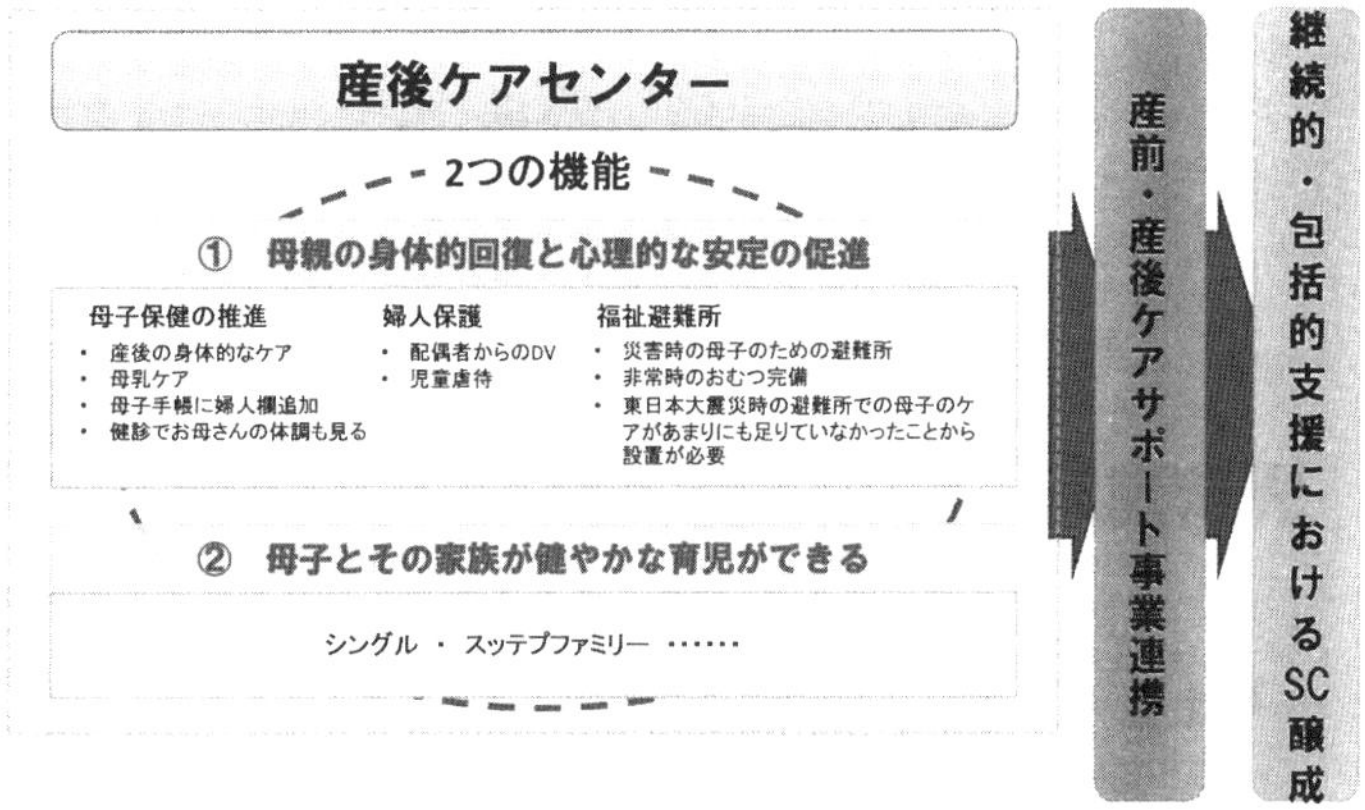
産後ケアセンター
2つの機能
① 母親の身体的回復と心理的な安定の促進
母子保健の推進
・産後の身体的なケア
・母乳ケア
・母子手帳に婦人欄追加
・健診でお母さんの体調も見る
婦人保護
・配偶者からのDV
・児童虐待
福祉避難所
・災害時の母子のための避難所
・非常時のおむつ完備
・東日本大震災時の避難所での母子のケアがあまりにも足りていなかったことから設置が必要
② 母子とその家族が健やかな育児ができる
シングル ・ スッテプファミリー ……
産前・産後ケアサポート事業連携
継続的・包括的支援におけるSC醸成

地域における切れ目ない妊娠・出産支援の強化

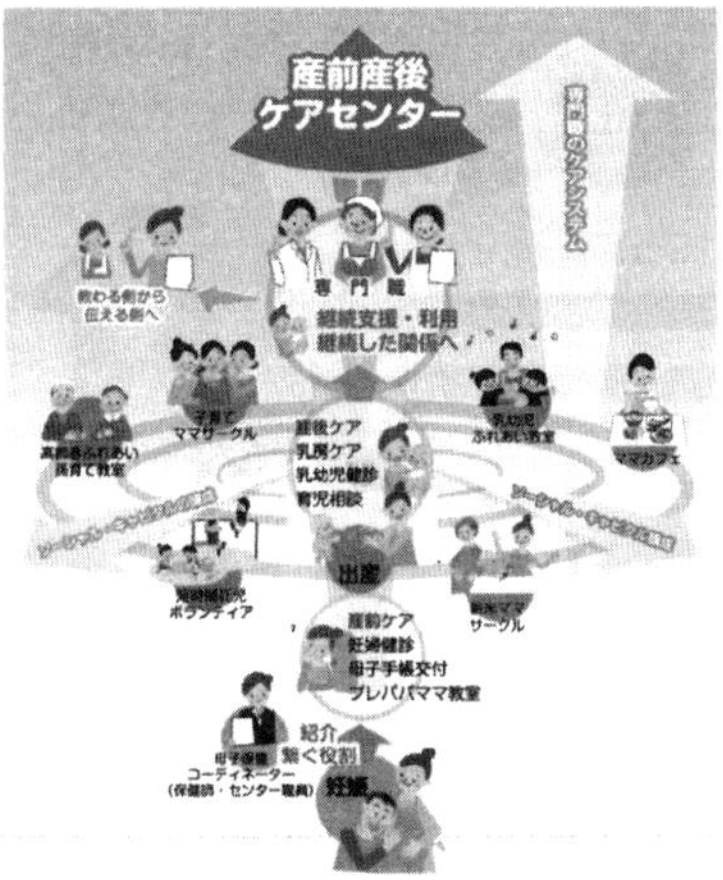

支えられる側から、支える側へ
↑
産前産後ケアセンターにて
育児ボランティア
▲
孤立した育児を防ぐ
↑
育児仲間ができる
↑
子育て世代包括支援センター、又は、センターから
地域のママサークル等への紹介
▲
産前産後ケアセンターにて産後ケア
（産褥入院・乳房ケア・育児相談）
▲
担当保健師等に相談
▲
出産
▲
産前産後ケアセンターにて産前ケア
妊婦健診・プレパパママ教室
▲
母子健康手帳交付
子育て世代包括支援センターで担当保健師等面談
▲
妊娠

子育て支援ネットワークの構築

暮らし方を伝えていく役割もあるのではないかと思います。それが地域づくり、ソーシャル・キャピタルに繋がっていくのだと思います。

産前・出産・産後、その支援を通して、今までは自分が教わったり伝えてもらった側だけれど、子どもが少し大きくなったら、今度は地域の中で自分が支える側、教える側になりたいと思う人たちが増えてくることが望ましいのです。それが地域をつくっていく一つの大きな力になるのではないかと思います。

これは産後ケア事業だけではなく、妊娠・出産包括ケア、子育て世代包括支援センター事業を考える上での重要

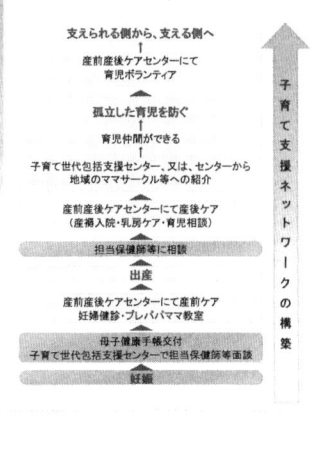

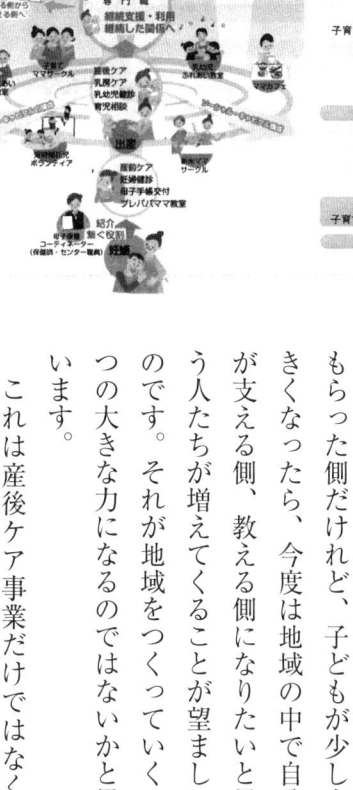

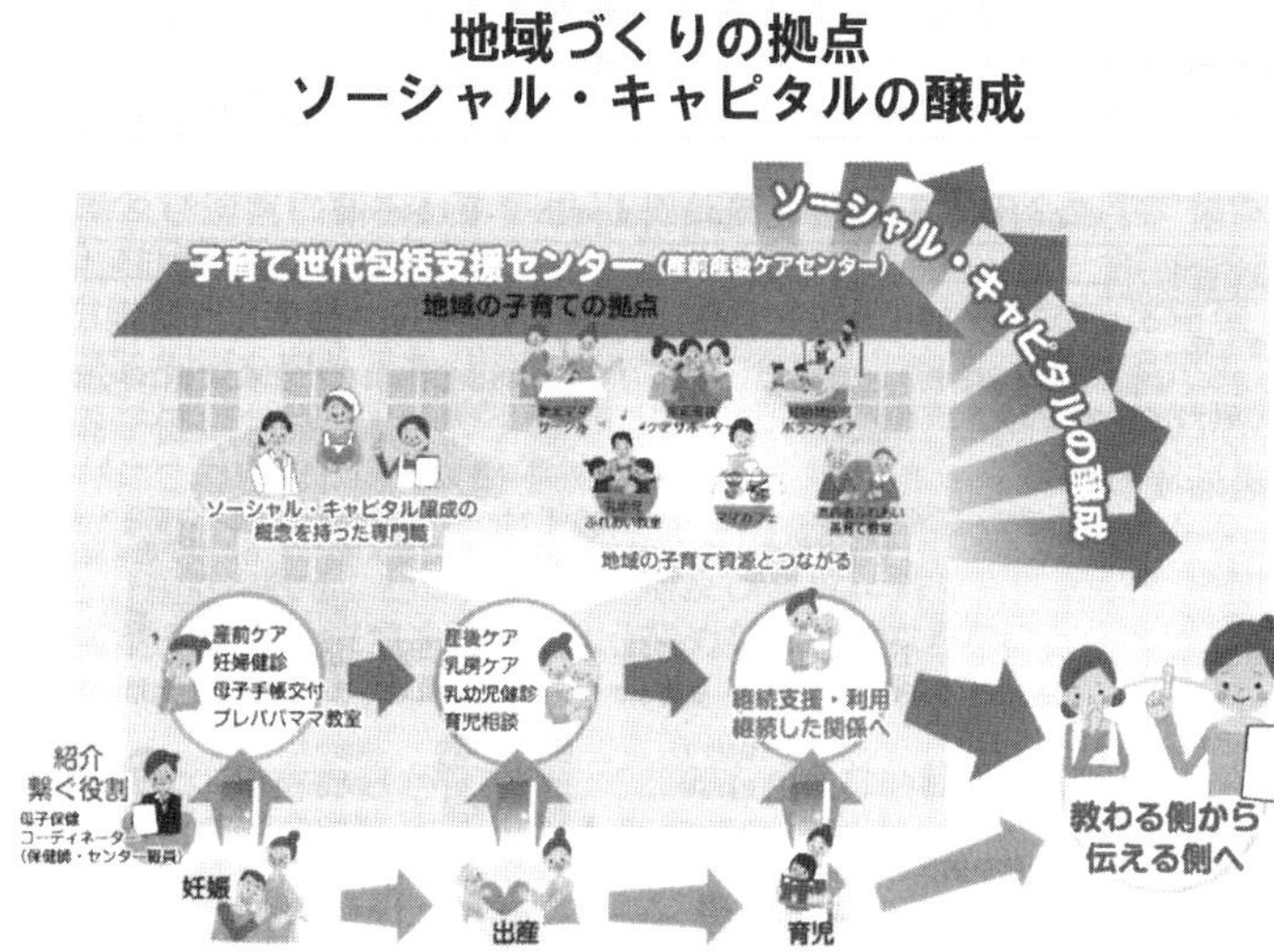

なキーポイントだと思います。

まず生まれてくる赤ちゃんとお母さんがしっかり愛着形成することを支えていく。人生の最初のスタートの赤ちゃんが、毎日毎日の暮らしの中から、人の基本となる心というものをしっかり培っていく。それによって、人は人見知りをしたり、人を信用したりする基本の心が育っていくのだと思っています。

社会の中で働く女性が多い時代、今の若いお母さんたちは、いろいろなことで傷ついています。女性がもう一度、人は信用できると思える仕組み、誰かの暖かい手を感じられるような仕組みをつくっていくことが肝心です。愛着を持てる家族と、そしてそこから地に足をつけて地域で暮らしていくことができる生活モデルを、地域の中で自分たちがつくっていくことです。

「産後ケアセンター」は産前から気軽に宿泊できるセンターであっていい

切れ目のない支援、ということで世界的にも先進的なモデルとなった北欧フィンランドの「ネウボラ」ですが、このネウボラは、医療だけでは子どもは育たない、というところから始まったと聞いています。

ですから日本でも、医療だけではない、生活モデルをもう一度地域の中に取り戻して、人と人との関係性を再確認し、医療・保健・福祉・地域・教育、全てがつながりながら、まちをつくっていくことが、新しい形の子育て世代包括ケアセンター、即ち1980年代に消えてしまった市町村母子健康センターの現代版、母子健康包括支援センターと、産後ケアセンターを一緒に巻き込んで、医療モデルに加えていく、暮らしに根付いた支援を行っていく、ということになります。

産後ケアセンターの各自治体への設置、実家機能を持つケア施設の創設、母子の関係性構築とお母さんの育児支援を提供して、医療機関の延長上ではなくて、生活支援としての拠点、また地域のいろいろな関係の方々とつながっていくソーシャル・キャピタルの拠点として、産後ケアセンターが各地にできていけばよいのではないかと考えています。

産後ケア事業とは、お母さんの身体回復、心理的な安定を図ること。そして母子とその家族の福利を図ること。そして、次の世代となる、この少子化の時代に、この場所に生まれてきてくれた赤ちゃんが、幸せになっていくための仕組みをつくっていくことです。

今の若いお母さんたちは、「私の誰か」ということをすごく望んでいます。スマホを見ているのは、それが「私とのマンツーマン」だからです。誰か私に優しくしてくれる人の存在、ということが大事です。それは自分の親だけではなく、他の存在でもいいのです。自分を暖かく見守ってくれる人たちがいて、妊娠期から出産、そして産後を通して暖かい手を感じてもらう。そして今度は自分がその中の仕組みの１人になっていくのです。

このような形で地域づくりを進めていく、切れ目のない支援を提供するということから考えますと、今は妊娠から始まる出産支援ということで、産後ケアセンターと言っていますが、いろいろな意味で、これからは産前から、例えば、つわりがひどかったり、また妊娠期を乗り越えていくのがつらい場合などには、気軽に宿泊できる産後ケアセンターであっていいのではないかと思っています。

このように産後ケア事業が、子育て世代包括ケアセンターの仕組みの中での1つの大事な事業ということで、各地でしっかり根ざしていって欲しいと思っています。

（この章は2020年12月2日、東京・新宿区立新宿文化センターで行なわれたシンポジウムでの講演採録からまとめたものです）

第2章

「産後ケア」をとりまく状況

慶應義塾大学名誉教授
吉村 泰典

「安心安全な周産期医療の確保が女性と健康な子どもの支援となり少子化社会からの脱却に繋がります」

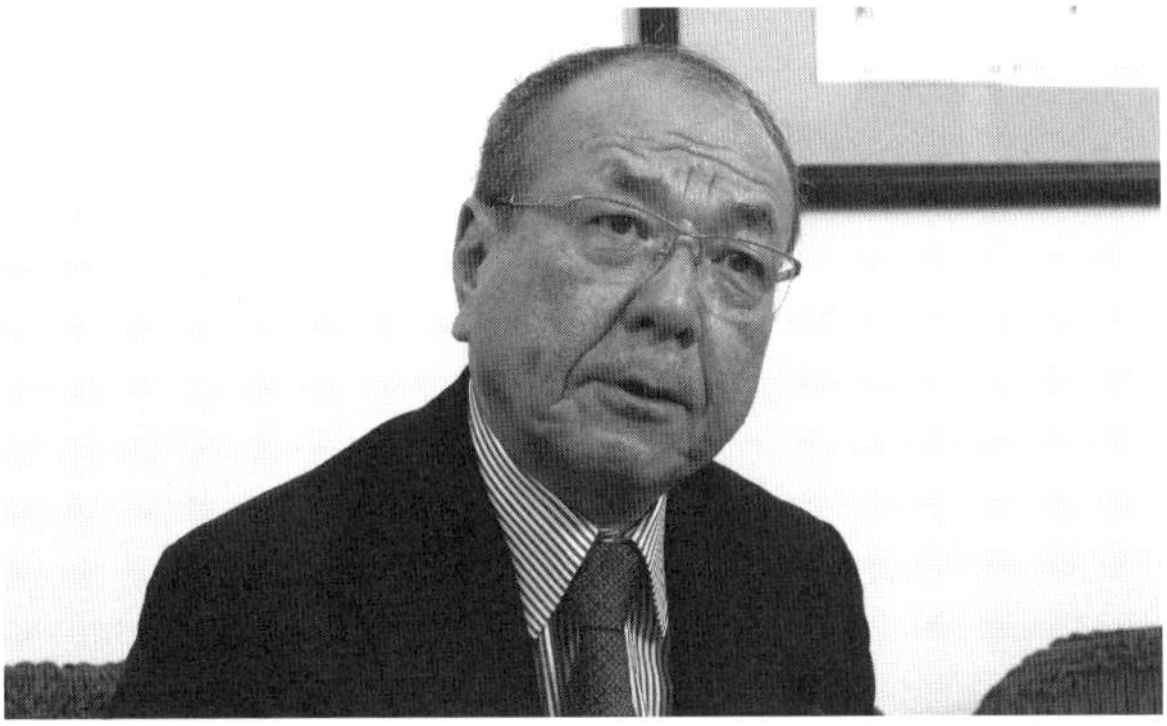

よしむら・やすのり　1949年1月生まれ。岐阜県出身。75年慶應義塾大学医学部卒業。83年米国ペンシルバニア病院 research fellow、84年米国ジョンズホプキンス大学 instructor、90年杏林大学医学部産婦人科助教授などを経て、95年慶應義塾大学医学部産婦人科教授。内閣官房参与（第2次安倍内閣より少子化対策・子育て支援）。日本産科婦人科学会理事長、日本生殖医学会理事長、日本産科婦人科内視鏡学会理事長などを歴任。現在、慶應義塾大学名誉教授、新百合ヶ丘総合病院名誉院長。

少子化の最大原因は子どもを産める環境を作ってこなかったこと

——日本の少子化対策、特に先生の専門の周産期医療の立場から考えていることを聞かせてください。

吉村　私は2013年の第2次安倍内閣から少子化対策・子育て支援担当の内閣官房参与をさせていただいていますが、安倍内閣はアベノミクスの新3本の矢の1つとして「希望出生率1・8」をうたってきました。2005年には日本の合計特殊出生率は過去最低値となる

1・26まで下がりましたが、幸い国がいろいろな政策を打ち出し、2015年には1・45まで回復しました。しかし、その後、また低下に転じています。やはり子どもを産むことができる年齢の女性の数が圧倒的に少なくなってきていることが問題です。

ご存じのように、戦後すぐにベビーブームがあって団塊世代が生まれ、70年代の第2次ベビーブームで団塊ジュニアが生まれました。その後、第3次ベビーブームが平成のうちに来るだろうと思っていたら、全く現れませんでした。

出産適齢期の女性の数が非常に減少してきているのです。現在、出生率1・42でも、出生数はどんどん減少しています。この危機的な状況を安倍内閣も非常に重大だと考えており、幼児教育の無償化などの政策を次々と打ち出していますが、なかなか功を奏していると言えない状況にあります。

わが国の少子化は晩婚、晩産化の影響が大きく、高齢妊娠、高齢出産、それに未婚化が進んだことが大きな原因となっています。しかし、それだけの問題だと捉えても少子化問題を解決できないと思います。日本全体で経済、文化、教育その他あらゆる観点から考えていかないと結婚しないから子どもがいなくなる、という考えだけでは駄目だと思います。要するに、子どもを産める環境を、われわれがつくってこなかったことが大きな原因だということです。

国の会議で私が昔、よく言ってきたのですが、現在の少子化は、ある意味で今の社会に対する若者のレジスタンスの現れではないか、ということです。このような社会で、本当に安心して子どもを産めるのか、子どもを産んで育てられるのか、教育ができるのか、といった問題を投げかけているとも言えます。今の日本の社会保障制度が破綻しているという事実をしっかり言わないですませてしまっているということが、大きな問題です。

１９６０年代は10人の若者が1人の高齢者を支えていましたが、２０１７年には2・2人で1人の高齢者を支えています。これがあと20年経てば1・5人ぐらいで１人を支えなければなりません。40年も経てば1人が1人を支えなくてはいけない。こういう危機意識を国民1人ひとりが認識しないといけない状況なのに、わが国では少子化問題にしっかり対処していない、問題意識を持たない状況にあるのではないでしょうか。これはたいへん危険な段階に入っています。

「産後ケア」ができていないと「産後うつ」や児童虐待に繋がる

―― どう解決すればいいでしょうか。

吉村　そのために必要なことは、子育て環境をどのように整えていくかということです。そのとき一番大切なのは「産後ケア」の視点があるかどうかです。最近になって日本でも、幼児虐待の問題が深刻になってきています。この問題はもちろん、それぞれ個別に対応していかなくてはなりませんが、共通の問題として産後ケアができてないことが大きく関与しています。核家族化が進み、誰も頼る人がいない環境で、お母さんが１人で子どもを育てなければならない状況にあることが虐待につながっているのです。だから産後ケアは子どもを守るためにとても大切であるとの認識が必要です。

――　これについては諸外国と比べて日本は遅れているのでしょうか。

吉村　ヨーロッパの国々、特にフィンランドでは「ネウボラ」という制度があります。妊娠する前から、妊娠、出産、産後、幼児教育と、それらを一連の過程で切れ目のない支援をしています。しかし日本では、お産するときは産婦人科医ですが、子どもが生まれたら小児科医と、どうしても縦割りになってしまっています。切れ目のない支援ができていないところが大きな問題だと思います。

――　切れ目のない支援が重要だということですね。

吉村　そうです。妊娠・出産して子どもを産めばそれで終わり、ということではなくて、生まれた子どもをどうやって育てていくか、その子どもにどういう教育を行うか、こういったことに対してお母さんは不安で、大きなストレスをかかえています。育児の「産後うつ」は出産後2、3カ月までの間に起こることが非常に多いのです。育てら不安やストレス、経済的問題、家庭で起こるさまざまな問題により、子どもを育てられない、育て方が分からない、そういったときに産後うつという病気になってしまうことが多いのですが、これまでそのケアがほとんどできていませんでした。

妊婦健診には国からの補助があり、支援は各地方自治体から受けられます。妊娠中14回ぐらいまでの妊婦健診はほとんど本人負担なしで受けられます。一部詳しい検査をするときは支払いが必要になると思いますが、最低限、検診料を払わなくて済むようになっています。

ところが産後になると、日本ではこれまで、検診は自費診療でした。そのため、産後は経済的負担もあり、産婦人科に通院できないといったことが起きてしまいます。産後健診に対する支援ができていないことが非常に大きな問題でした。現在では2回まで産後検診の補助が出るようになっています。これによって産後うつ状態を早期に発見し、治療の早期介入が期待されています。

自治体首長の考え方一つで状況が大きく変わる可能性

――幼児への支援はできました。

吉村 ええ、幼児教育無償化となり、例えば０歳から２歳までは、低所得者に対しては保育料がいらなくなる、３歳以降は無償になってくるという、この制度は若い世代にとっては大変良い制度だと思います。これには一定の評価を与えるべきだと思います。今後は、少なくとも義務教育の間は、全く教育のための費用がかからないような制度にしていくことが大切です。

子どもに対する国の予算が日本でどれぐらい使われているかですが、ＧＤＰの１・３％から１・４％ぐらいしか使われていません。家族関係社会支出と言うのですが、子ども・子育てのために使用する国の支出を示します。幼児教育が無償化になっても日本では１・５％前後しか支出されていません。

海外、ヨーロッパの国々、特に少子化を克服した国々では、この支出はＧＤＰの３％前後を占めています。日本でも子どもや子育てのための政策をどんどん進めていくことが大切です。

――話が戻りますが、各地で産後ケアの事業が実際に始まっていますね。

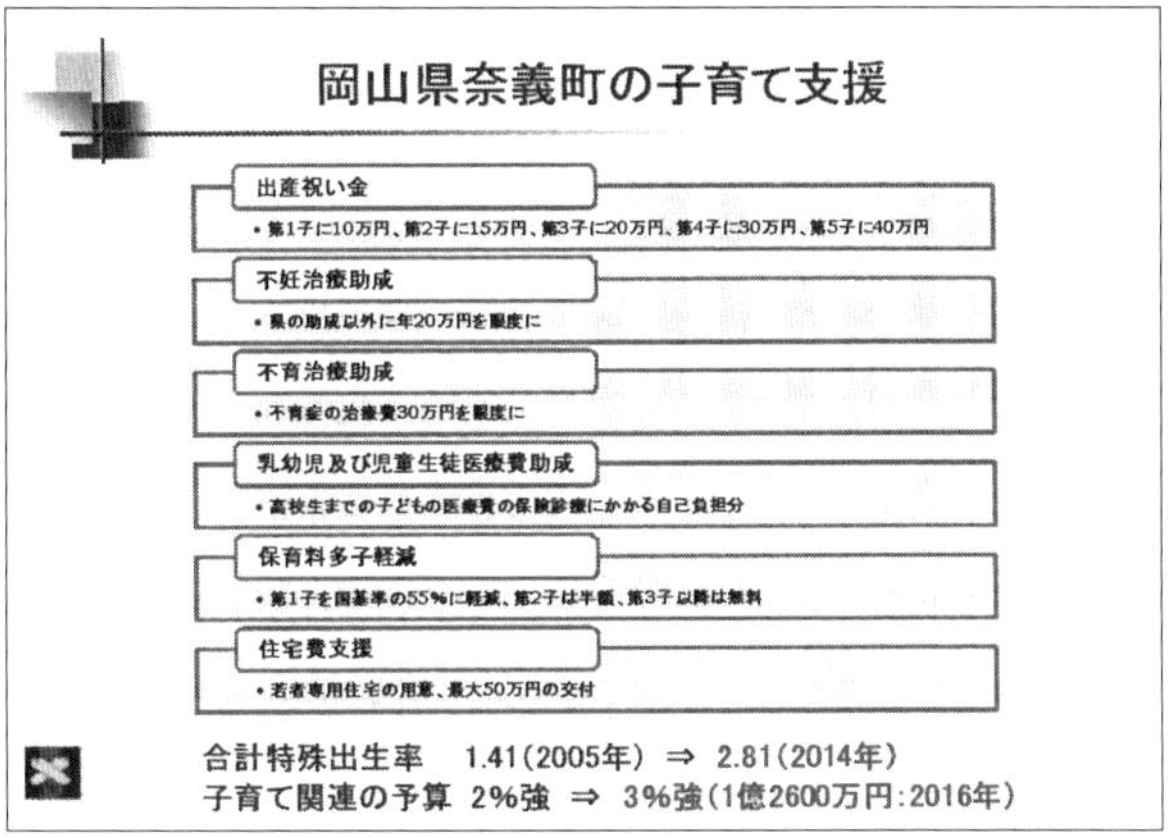
岡山県奈義町の子育て支援
出産祝い金
・第1子に10万円、第2子に15万円、第3子に20万円、第4子に30万円、第5子に40万円
不妊治療助成
・県の助成以外に年20万円を限度に
不育治療助成
・不育症の治療費30万円を限度に
乳幼児及び児童生徒医療費助成
・高校生までの子どもの医療費の保険診療にかかる自己負担分
保育料多子軽減
・第1子を国基準の55%に軽減、第2子は半額、第3子以降は無料
住宅費支援
・若者専用住宅の用意、最大50万円の交付
合計特殊出生率　1.41(2005年) ⇒ 2.81(2014年)
子育て関連の予算　2%強 ⇒ 3%強(1億2600万円:2016年)

吉村　そうですね。東京・世田谷でもやっていますし、埼玉県の和光市でもありますね。いろいろな地域で実施されています。和製ネウボラとして取り上げられることも多くなっています。

――良い面、悪い面も出てきていると思うのですが、どうでしょう。

吉村　やはりそれぞれの自治体の首長さんの考え方で、子育て支援を大切にされる首長さんの場合はうまくいくのですが、首長が変わったりすると状況も変わってしまいます。それと、地方自治体の活動はもちろん大切なのですが、産後ケア事業を国が一貫した指導力をもって実施することが大切なのではないでしょうか。

社会保障制度の一環として、これまで高齢者に対して使われていたお金の一部を、子どもを育てている若い世代に回していくことが必要です。

――自治体首長の意識は大きいですね。

吉村 やはり地方自治体においては首長さんが子育て支援を一生懸命やっているかどうかが大きいですね。

例えば岡山県に奈義町というところがありますが、ここでは子育て支援や子どもの教育や医療費などに対して支援することによって、1・4だった合計特殊出生率が2・8前後に改善したといわれています。そういう効果が実際に見られるわけです。

まずは若い世代の子育ての不安を取ってあげる。経済的にも、子どもの育児や教育に関してもです。少子化を克服するためには、こうした複合的な政策が大事になると思います。

――今まで高齢者に回っていたものを、少しでも子どもにと。

吉村 そうですね。社会保障というのは、当然のことながら全ての人に対して目を配るべきです。全世代型社会保障と安倍首相はおっしゃっていますが、ようやく小さな子どもたち、あるいは若い世代に対して向けられた、方向性が少し変換されてきたことは非常にいいことだと思います。

少子化が最大の国家の危機と認識している人が国には少ない

―― 今度はサービスを供給する方の視点ですが、それに関わる医師や看護師、助産師といったマンパワーは日本の場合、どうなのでしょうか。

吉村 福島県須賀川市の公立岩瀬病院長・三浦純一先生の話を私はよく実例として挙げています。須賀川市は人口約7・6万人の地方都市で、若者が去って急激な人口減少が起きています。超高齢化が進む地方都市ではどこでも見られる現象です。医療や介護など国のセーフティネットも非常に不十分で不透明です。このとき、町興しで何が必要と考えたか。それは子どもを産み育てる場の提供とその環境づくりだと。これが地方創生につながるのではないかと。

妊娠、出産して育児をすることをサポートする、これを周産期ケアといいますが、そこからまちづくりを始めよう、というコンセプトです。周産期ケアセンターのような設備をつくり、プレコンセプションケア、すなわち妊娠する前からの女性の健康をケアする。安心して子育てできるシステムをつくることで、そこに働く人間も集まります。それがソーシャルキャピタルの醸成につながっていく。それが新しいまちづくりにつながるのではないかということです。

周産期ケアを充実させることは、お金が出ていくだけではないかと言う人もいます。そうではなくて、それで町興しをしていこうという発想の転換です。

なぜ地方再生に周産期医療が大切かです。安心して子どもを産める環境がなければ、若者は間違いなくその地域から去っていきます。地方に住んでいて、どこで子どもを産んだらいいか分からない状況だったら、若者はその地域から離れます。その場所では子どもをつくろうとはしません。必然的に町に人はいなくなってしまいます。

女性の健康と子どものための支援が地方創生につながる、ということを首長さんが認識することが非常に大切です。

――まだそういう意識を持つ自治体は少ないのでしょうか。

吉村　地方自治体には、意識の高い人は増えていると思います。政治家の方々は少子化が大問題だと異口同音に唱えておられますが、それを自覚している人、それが正に国家存続の危機、最大の危機だとまで認識している人は、あまり多くないのではないでしょうか。

ヨーロッパの国々も40～50年前は、現在の日本と同じような状況だったのです。少子化に苦しんだフランスやスウェーデンが、どうして出生率をV字回復できたのかというのは、少子化が最大の国家の危機だと政治家たちが認識したからですね。そのため少子化問題に対するさまざまな政策が立案され、子どもや女性に対して支援する、健康面での支援はもちろん、経済的な支援や教育に対する支援も行われました。こうした複合的な政策が少子化の克服につながりました。

ですからまず国民一人一人が少子化に対する危機意識を持つことです。わが国では、数少ない地方自治体の首長が少子化対策に熱心で、その地方自治体の状況は良くなるのですが、それが全国レベルにつながっているとは思えません。

以前に1800ある市区町村のうち、2040年には半分の894が消滅してしまうと国立社会保障・人口問題研究所から報告されていましたが、各自治体の首長は危機感をもって、町興し、村興しをしていってほしいと思います。

人口は1億人以下でも困らない問題はその構成比、アンバランス

——問題の核心は「子育て」支援だと。

吉村　そうです。要するに、子育てをできる環境を整えないで、地方創生はないと思います。どんどん地方から人が流出して、東京だけが増えていく。東京に流入しても、東京の出生率は日本で一番低いのですから少子化は克服できません。

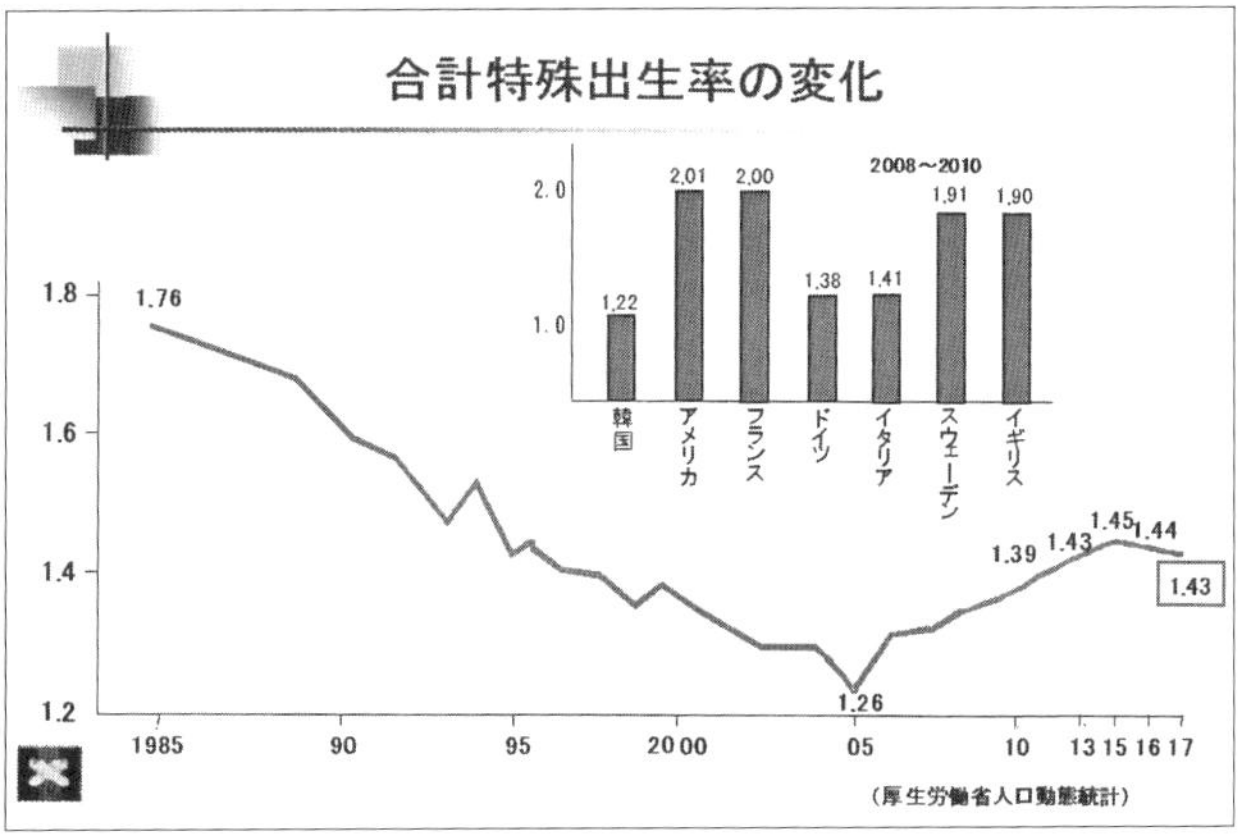

―― 東京の出生率は低いですね。

吉村 一番低いです。

―― でも人が集まっているから労働人口的には困らないという変な状況です。

吉村 そうなんです。だから流入は一番多いですが、流入している東京が子どもを産みにくい環境にありますから、日本全体の出生数は増えてきません。

出生数が100万人を切った3年前、3年連続で90万人台だった今年、少しマスコミが騒いだのですが、最近は社会全体でも、少子化に慣れてしまっていますね。来年には90万人を確実に切ります。このような状況は本当に危機的です。

これまでは、日本の人口が1億人を切るとか、人口減少が非常に大きな問題とされてきましたが、そうではなくて、大切なことは人口構成比、人口のバランスです。その人口に見合った子どもが生まれていれば、大きな問題にはならないのです。子どもが増えないで2050年頃に出生数が60万人になってしまうと、その子ども達がいずれ1億人を背負っていかなくてはいけなくなります。世界のどの国も経験したことのないようなたいへんな超少子化社会です。

――労働力不足は外から補えばいいという話になっています。子どもをどうするかの視点がありません。

吉村　全くです。アベノミクスの新3本の矢でGDP600兆円、希望出生率1・8、介護離職ゼロと掲げていますが、このうち2つは何とかなると思います。介護離職はあと2、3年経てば、おそらく解消されます。GDP600兆円も2、3年のうちに達成できるだろうと思いますが、希望出生率1・8というのは今のわが国にとっては、達成困難な到達目標となっています。

私は第2次安倍内閣のとき森まさこ・少子化対策特命担当大臣に初めにお仕えしました。その際「少子化危機突破タスクフォース」が開催され、到達目標をどうするか検討されました。出生率を1・75に持っていきましょうと主張する委員もいましたが、それに対して「国が子どもを『1・75人産め』と言うのか?」と批判されたりすることもあり、「希望出生率」という言葉が使われたといった経緯もありました。

出生率1・8というのは大変なことです。この目標を実現するためには、さまざまな経済的・社会的要因を考えていかないと無理です。子どもを産み育てる環境を本気で整えないといけない。長時間労働も大きな社会問題になっていますが、そういうこともセットで考えないとダメです。長時間労働が課せられていては、十分な育児ができません。性別役割分担意識がまだ社会に根強く残っていて、女性だけが子育てしなくてはいけないこと自体が大きな問題です。男性の育児参加を真剣に考えていかなくてはいけないし、そのためには長時間労働をなくす方向に向かわなくてはいけません。

産婦人科医がいない！ 地方の周産期医療は崩壊寸前状況

―― あらゆることをセットで考える必要があると。

吉村 そうです。ですから、少子化の問題は、あらゆること、経済的な問題にも関わってくるし、今言う企業の健康経営にも関わります。さまざまな問題を解決できないと少子化問題は解決できない、最も難しい問題だと思います。防衛や経済も大きな問題です。それを大切な問題でないとは言いませんが、少子化問題はもっと逼迫した重大な問題だと思います。

――少し話は変わりますが、先生の専門の産婦人科医が非常に不足していることが一つの問題です。この課題については？

吉村 産婦人科医は長時間労働が当たり前ですし、当直も必要になりますから、職場環境は良いとはいえません。今の若い世代はそういう3K職場を嫌います。訴訟も多かったですし、産婦人科を希望する若い医師が非常に少なくなってしまったことが大きな理由ですね。

産婦人科は、周産期というお産をみる部門と、がんなどの治療をする部門、それに不妊を治療する部門とだいたいこの三つに大きく分かれていますが、この中で一番大変な職場がやはり、お産をみる周産期部門です。産婦人科医自体は最近、また少しずつ増えているのですが、産婦人科の中でもお産をみる医師が減っています。そういう科内のアンバランスも大きな問題になっています。

――その解消の手だては？

吉村 難しいですね。

産婦人科医も都会に集まる傾向があります。都会に集まって地方に行きたがりません。そのため、地方の病院ではお産ができない、分娩場所がなくなる、ということが今も起きています。出産する病院がないから若い人が去ってしまうということが地方では起きています。地方で勤務する産婦人科医は増えていません。地方の周産期医療は、崩壊寸前の状況といってもよいでしょう。

２００６～２００８年頃産婦人科医が非常に少なくなって、都会でも産科救急患者のたらい回し事件などが起きたりしましたね。あのときは国や自治体が産婦人科医の待遇を改善してくれたり、産婦人科医を減らさない努力もしてくれました。出産時の分娩費用に関して、出産育児一時金という自治体からの支給がありますが、それを38万円から42万円に増額してくれました。それにより病院に支払われる金額も増え、病院の経営も改善して多くの産婦人科医を雇うことができるようになりました。そういう好循環が起きて一時的に地方の周産期医療も良くなったのですが、最近になり、また厳しい状況に陥っています。

子どもを育てられる環境が地方自治体にとって極めて重要

――いま少し状況が悪くなったのには、特定の要因が何かあるのですか？

吉村　根底には、都会に集まる人が増えたこととか、産婦人科の中で周産期医療に従事する医師が減ってきたことがあるのだと思います。それと、女性医師が非常に多くなってきていることも要因になっています。30代では6割～7割は女性医師です。女性医師は、現在の産婦人科医療の状況では妊娠、出産、育児により職場を離れてしまいます。当直もできなくなります。それにより周産期医療に従事できる医師の総数が減っていきます。非常に厳しい状況が再び到来すると思います。

―― 何かうまくできないでしょうか。

吉村 それがなかなか、うまくいかない状況です。今は少子化で分娩自体は減っています。しかし、最近は高齢妊娠の女性が多いため、リスクも非常に高くなります。どうしても以前より多くの医師の力が必要になります。

日本の周産期医療は世界でもトップレベルにあります。赤ちゃんが亡くなる率も、また妊婦さんが亡くなる率も、世界中で最も低い国です。こういう高いレベルの医療を提供していくためには、しっかりした医療提供体制ができていないと無理です。

これまでよりも多くの人員や予算の増額など、医療提供体制のさらなる充実が必要になってくると思います。

―― 周産期も含めた子育て支援の体制を町中心に持ってくると人が自然に集まるという先ほどの構想が重要になると。

吉村　その通りです。赤ちゃんを産むという周産期医療が地方の創生に繋がるのです。皆さんそんなことは考えておられないと思いますが、周産期医療の充実がもたらす影響というのは非常に大きなものがあるのです。

地方にある町や村のことを考えたとき、子どもがいないような町や村は滅びていきます。子どもを育てられるような環境を提供できる地方自治体でなければ、その地方は存続できません。若者が集まるような社会を作らなければ、地方は終わりだということです。

出産できる環境、子どもを育てられる環境、子どもを教育できる環境の構築は、地方自治体にとっては極めて重要なテーマです。

――また話は変わりますが、先生はいろいろな病院の重要な職務に就かれているので、医療機関のガバナンスについてはどういうお考えでしょうか？

吉村　医療者、特に医師の置かれた環境は、昔とはずいぶん変わってきていると思います。われわれの世代が医療に従事するときには、経済的な面については言及しませんでした。それから労働環境についても、あまり考えてこなかったですね。今は逆に、病院長や病院を経営していく立場からすると、働く医師、医療関係者の職場環境ということをまず重視しなければなりません。病院のガバナンスということを考えますと、医療関係者の労働環境や健康管理体制を整えることが大切になります。

われわれの時代は医師というのはあまりお金のことなどについて言わない、経済的なことは言わないで長時間働く。患者さんのために働くのが医師の使命であるとの教育を受けてきたのですけれど、今は言えなくなってきています。

日本の病床数は欧州各国の2～3倍　医療の再編はやはり必要

―― 変な言い方ですが、昔は精神力で経営するというようなことが、いろいろなところでまかり通っていました。

吉村　そうですね。医療の世界も同じでした。それでは駄目で、一般の労働者と同じように当直した次の日は休みを取らなくてはなりません。看護師の世界は勤務体制が昔から非常によくできていました。医師の勤務体制も含めた病院の医療体制を考えていくべきだと思います。

国民も医療に対して今までの考え方を直さなくてはいけないですね。昔は主治医というのがいましたね。例えば患者が病院に入院すれば、主治医が診ることになっています。しかしこれからはグループで診ていくことが必要になります。グループで１人の患者さんを診ていく医療体制を取らないと、医師の待遇改善は図れません。

病院の医療そのものの形態が変わっていくということだと思います。１人の患者を例えば5人の医師で診る、そのためには、どの医師が診ても同じように診療できるシステムに病院の医療体制を変えていかないといけない時代です。国民の意識改革も必要になります。

――病院はそうやって変わってきました。地方には依然、診療所のかかりつけ医も多いと思いますが。

吉村　そうですね。わが国の医療の一番の問題は、ベッド（病床）数が多いことだと思います。そして病院の数も多い。日本はヨーロッパの国々に比べて2倍から3倍ベッド数が多い状況にあります。ベッド数が多いと当然、国民医療費がそれだけ多く掛かっています。病院は経営をしていくために、患者さんを入院させなくてはいけませんから、必要以上に入院させることも起きてきます。難しいことですが、病床数を減らし、病院の統合を考えていかなければなりません。

――だから診療所も含めて、ある程度の再編が必要になると。

吉村　医療の再編は必要だと思います。小泉純一郎氏が首相のとき、医療も経営の視点を入れなくてはいけないと言いましたが、その通りです。医療は聖域ではないと思いますが、一方で、医療者も経済的な側面ばかりのみを考えないで、医療人としての自覚というか、モラル、矜持ということを持ってほしいと思っています。

問題は、誰でも希望すれば医師になれる時代になってしまったことがあると思います。私たちの時代は、医師になれるのは毎年3千人ぐらいでした。200万人以上の子どもが生まれていた時代です。今は100万人の子どもで、医師は9千人誕生しています。いろいろな職業に就く人がいると思いますが、今は周りを見渡すと、医師になる人というのが結構いるのではないかと思いますね。

偏在を正せば医師数は足りている　20年も経てば逆に余ることにも

―― 本当にそうですか？

吉村　そうだと思います。要するに生まれる子どもが90万人で医学部定員が9千名ですから、100人に1人は医師になっているということです。それぐらい多いのです。今後、いろいろな意味で医師の質的な低下も起こり得るでしょうし、若い人たちにはもう少し、本来医療とはどういうものなのかということを考え直してほしいと思います。

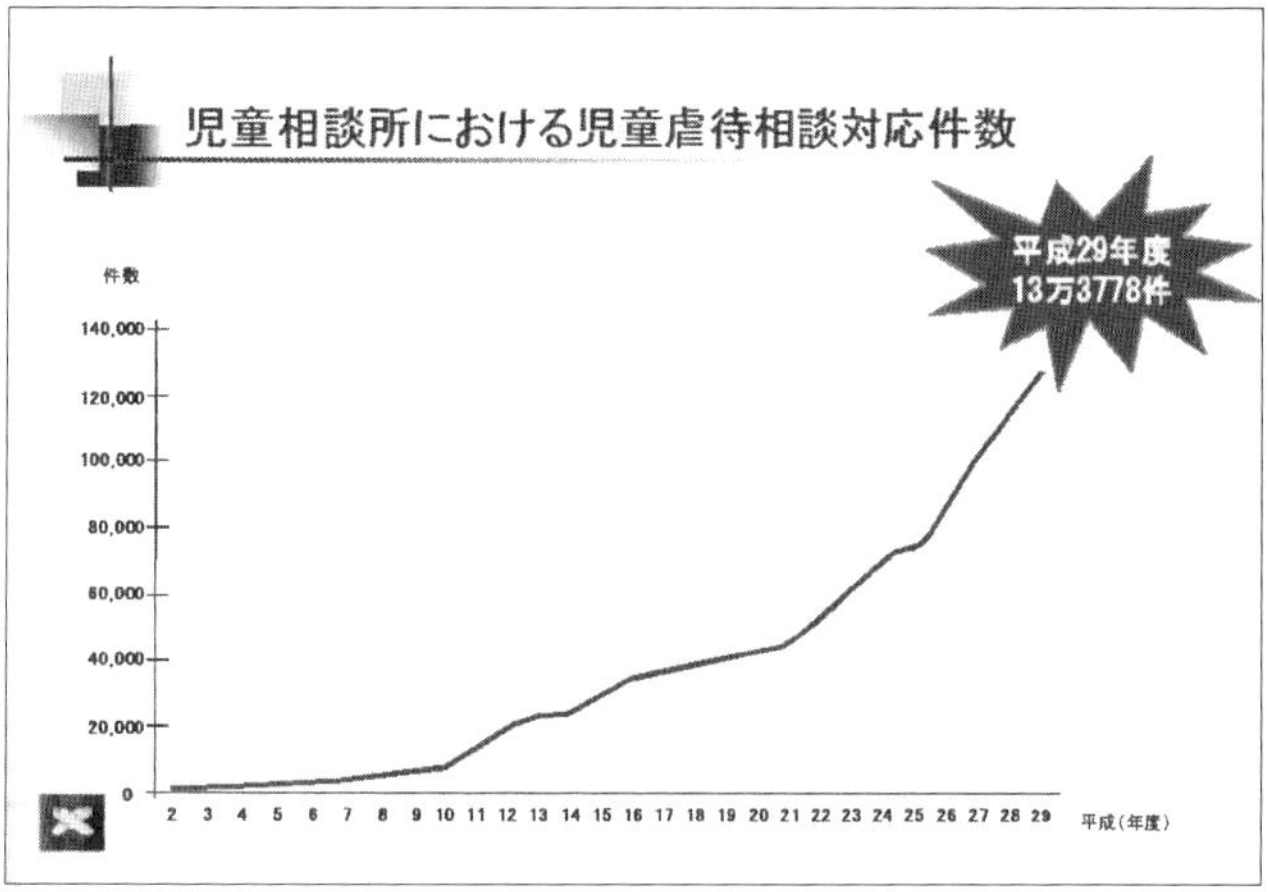

――医師が多いのに偏在しているのですね。地方や産婦人科には足りない。

吉村　そうなのです。今はまだ足りないのではないか、とか、全体としても医師は足りない、と言っている方もありますが、偏在を取り除けば、今のままの数でも十分に医師は足りていると思います。あと20年も経てば、逆に医師は余ってくるのではないでしょうか。そのためにも、今の医療制度そのものを考え直さないといけないと思います。

例えば今の病床数でいいのか、今の病院数でいいのか。病院の統合も必要ですが、医療へのアクセスをどのようにしていくかを考えることが重要です。いま注目されている家庭医も重要な役割を担っています。すぐ病院へ行くのではなく、家庭医にかかって、そして家庭医から大病院へ紹介する。今は何か起こるとすぐ病院に行こうとします。医療体制の大きな変換が必要な時です。まず病床数が多いこと、病院が多いことをどうしていくか、医療の再編をどうやっていくのか、だと思います。

これまで医療改革に関しては医師会主導で改革がなかなか進まないことが多かったと思います。

産後ケアがいかに大事かは医療界でもあまり省みられていない

——非常に有意義な意見をいただきました。

吉村　人口が減少し、平均年齢が高くなると、日本の市町村はどんどんなくなってしまいます。初婚の年齢が上がって、生涯未婚も多くなっています。こういった背景の中で、子育て支援をしていくこと、少子化社会から脱却していくには何が必要かを考えてきました。医療体制の再編、その中でも特に安心安全な周産期医療の確保というのが、地方再生の鍵となります。その充実が女性の健康と子どものための支援にもなるし、その実現こそが少子化社会からの脱却に必ずや繋がると思います。

なぜ周産期医療が大切なのか。繰り返しになりますが、医師の偏在で地方には産婦人科医と小児科医が不足しており、周産期医療は地方では崩壊している状況なのです。その結果、若者の地方離れが進み、地方都市が消滅していってしまうのです。須賀川市でもそうだったのですが、正に地域が消滅の危機にさらされた時、子育て支援から村興し、町興しができるのではないか、という考え方が出てきたのです。その試みは、さまざまな地域で進められてきています。

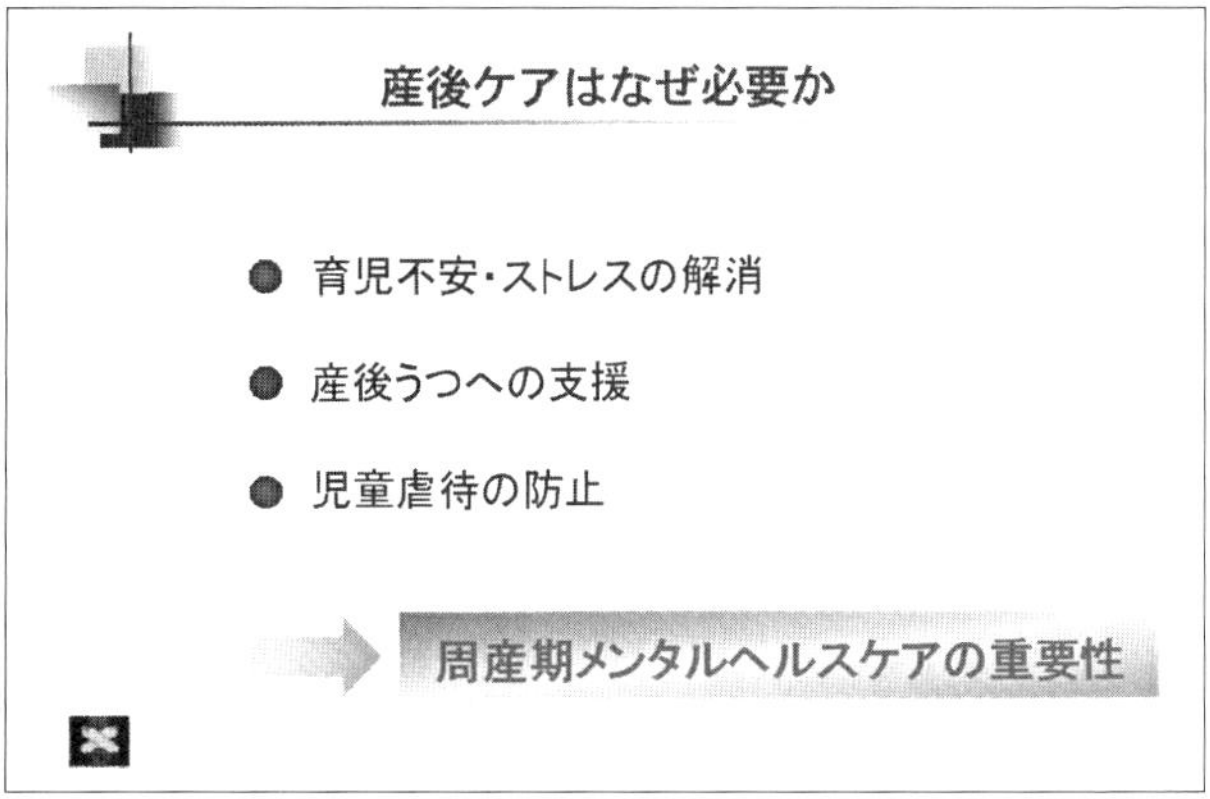

子育て支援、産後ケアがどれほど大切であるかは、医療界の中でもこれまであまり省みられてきませんでした。周産期のストレスや育児不安、うつを取り除くためには、妊娠前から、妊娠出産を経て就学期にかけての子どもや家族に対する切れ目のない支援が大切です。こうした子育て環境の充実は、少子化対策の近道であるばかりか、地域におけるソーシャル・キャピタルの醸成、さらには経済基盤や雇用の安定につながります。

第3章

なぜ私は子育て支援に力を入れ始めたのか？

元内閣官房地方創生総括官
（駐リトアニア特命全権大使）
山崎　史郎

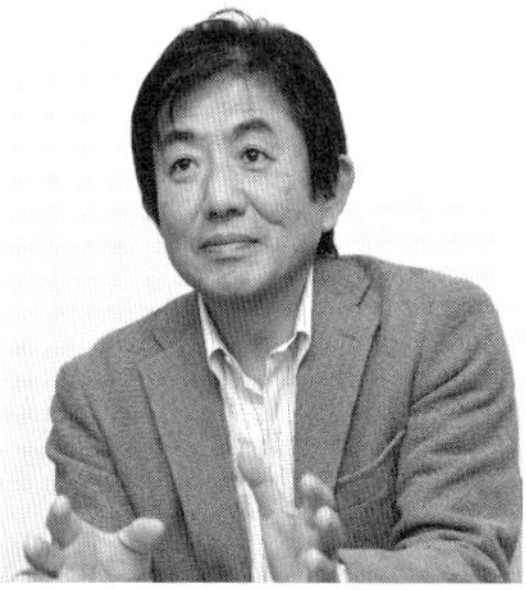

やまさき・しろう
1954年(昭和29年)、山口県生まれ。78年東大法学部卒、同年厚生省入省。87年 JETROニューヨークセンター、94年厚生省高齢者介護対策本部次長、96年同大臣官房調査室長、2003年厚生労働省老健局総務課長を歴任。06年内閣府大臣官房審議官、08年内閣府政策統括官(経済財政)、10年内閣総理大臣秘書官(菅内閣)。11年厚生労働省社会・援護局長、12年内閣府政策統括官(共生社会)。14年9月まち・ひと・しごと創生本部事務局長代理、15年1月地方創生総括官(次官級)に就任。16年6月退官。18年8月から駐リトアニア特命全権大使。

人口問題は子育ての問題でもある

—— 山崎さんは高齢者問題に長く取り組んできて、その後「産後ケア」についても取り組まれたと聞きました。どういうきっかけでこの問題に取り組まれたのか聞かせて下さい。

山崎　おっしゃるように私は長く高齢者問題に携わってきたのですが、高齢者問題に大きくスポットが当たった1990年代後半から2010年ぐらいまでの時期は、今考えると、高齢者と並んで、若い人に対する支援という点でも非常に大きな時期だったと認識しています。

最近、よく見かける日本の出生動態グラフを見ればわかりますが、第1次ベビーブーム世代、すなわち団塊の世代のあとに、いわゆる団塊ジュニアが産まれるのですが、この団塊ジュニア層が学校を卒業して就職し、結婚して子どもを作る時期がちょうど１９９０年代後半から始まります。この時期は、まさに金融機関が破綻するなど、金融危機から始まる経済不況・経済停滞の20年間だったのです。

結果として、団塊ジュニアが創り出すと期待された「第３次ベビーブーム」が形成できなかったのです。これは、今考えても社会的に非常に大きな問題です。当時はそんな意識は社会全般でもあまり共有されなくて、また政府も高齢者問題をどうにかしたいということが中心でした。

私は、２０１２年に内閣府で子育ての関係を1年間担当させていただいて、その状況を詳しく知って愕然としました。これは本当にどうにかしないといけないということで、まず子どもを産みたいのに希望がかなわない人に対して、全力を上げて取り組まないといけないという気持ちになりました。

ちょうど、その中で「産後ケア」の話が出てきました。女性、特に都会に住む女性で、お子さんを産んだあとのいちばん大変なとき、生まれたばかりの子どもの世話をそれこそ手探りでしなくてはならない。特に初産の母親の産後は本当に厳しい状況にある。家族が近くにいて、地域全体でもいろいろと支えてくれるケースはいいのですが、今はそれがなかなか難しく、旦那さんも仕事に忙しくて十分に支え切れていない。

共稼ぎ家庭では、保育所の心配もしなければならない。こういったことが重なると、母親は産後うつになりかねない状況にあります。

実際に周りを見てもそうです。せめて、母親が自分で何から何まで1人で問題を抱え込むような状況を改善したい、少なくとも、こうした人たちの悩みを受け止め、支援するような、ワンストップで対応できる拠点が作れないかという話になってきました。そのとき実は、北欧フィンランドに「ネウボラ」という取り組みがあって、母親が産後に追い詰められてうつになったり、子どもを虐待することがないように相談できるようなシステムがあることを知り、日本でも何とかして取り組みたいと思うようになったのです。

高齢者問題ももちろん大事ですが、若年層については、これまでこうした地域の支援対策が遅れていました。若い世代は、学校卒業後は、就労し自立した生活を維持していくことが前提となっていましたが、そうした「自助」だけでは立ち行かなくなってきています。「産後ケア」は小さな取り組みだと思いますが、この取り組みをきっかけにもう一度、やっぱり地域で、子育てをはじめ若年層の支援に真剣に取り組んでいくきっかけになればいいのではないかという考えました。

――具体的にはどんなことに取り組んでいるのですか？

山崎　いま何が問題かというと、子どもを産むお母さんに誰か1人、責任を持って、1対1で相談に乗って対応してくれる人が行政にも地域にもいないということなのです。その中核となる人を決めることが重要だと思います。それを、当初は「マイ保健師」と言っていましたが、要するに、誰が責任者か分からない、という状態はよくありません。決して困っているお母さんに対応できる能力のある人がいないわけではありません。ただ母子保健、母子福祉など仕事が細分化されていて、いろいろな制度と窓口があって、妊娠の時点から相談に乗って見ていってくれる、「伴走型」と呼んでいますが、そういう人がいません。何かのときに来てくれたり、困っていることに対応できる人を紹介したり、昔だったらきっと地域にそういう人が必ずいたのだと思うのですが、そういう人が今は少ない。

大都市の場合、特に地方から来ている人のケースは、家族も周囲にいませんし、里帰り出産では、家に戻ると周りに誰もいません。だからそういう機能を地域で作っていこうということで、取り組んでいます。

こういう事業はモデルを作って始めることが大切で、机上の議論だけでは何も動きません。東邦大学教授の福島富士子さんやほかの皆さんが、モデル事業に力を入れてやって来られました。実際にはいま「子育て世代包括支援センター」と言われるものが、この事業の相談窓口の中心に据えられていますが、これだけに限らず、産後のお母さんと子どもの全てのことについてワンストップで相談できる場所が必要ではないかと思います。

地方には地方で産後ケアのニーズがある

――この問題はやはり地方より大都市圏の方がニーズが大きい？

山崎 それぞれあると思いますが、圧倒的に大都市の方が数は多いでしょう。地域で孤立している、1人だけで子育てをしている女性が多いのは大都市ですから、ニーズからみたら大都市が多いと思います。

ただ、では地方にはニーズはないかというとそうではなくて、ほかの地域にもやっぱり出産して孤立している人がいるので対応が必要です。大都市はすごくニーズが強いですが、逆に事業を成功させるのも結構大変になると思います。

この取り組みではすでに大都市は大都市で、例えば東京・世田谷区などでは積極的に取り組まれていますし、地方では例えば名張市やほかの地域でも取り組まれていますから、大都市型、地方型と、いろいろな展開が出てくればいいと思います。

――それぞれの地域で、事情にあった形でやっていくのがいいと。

山崎 そうですね。子育ては、母親と父親が安定した気持ちを持たない限り、外からいろんな支援をしてもうまくいきません。母親、特に子どもを初めて産んだ母親は本当に不安だと思います。私も子どもが3人いますけど、最初の子どもが産まれたとき、やっぱり本を読んでも分からないことが多くて、だから産後のケアのようなものがちゃんとあって、母親と父親を支援してくれたら、親もかなり安定してくるのではないかと思うのです。この取り組みは、専門性を追求するものではなく、地域の様々な人々が参加して、それぞれのケースにていねいに対応してあげて積み重ねていけば、十分機能すると思っているのです。

――少子化や核家族化、晩婚化など複合的な問題があって、子育てが昔に比べて難しくなっているのですね。

山崎 多くの人に理解されていないことがあって、それは昔は子育ては全部母親1人でやっていたかのように見られていることです。日本は、昔から子育ては地域みんなで一緒にやっていた時期が長かったと思います。かつての農村は、子育ては家族ぐるみ、地域ぐるみでやっていたし、都会であっても、子どもが産まれたら周りには親族がいたわけで、何かあったら家族や周りの人が支援してくれました。

いま最大の問題は、やはり大都市圏に住んでいる若い人で、半分ぐらいは里帰り出産をしているわけですが、出産まではいいのですが、大都市に戻ってきたあとが大変で、子どもを産んだお母さんと子どもは本当に孤立した状態になりかねません。

こうした孤立の問題は、地域全体でとらえ、支援していかなければならない問題だと思うのです。

企業も意識して取り組んでもらいたい

―― 韓国や台湾では産後ケアが進んでいると言われます。それは民間主導で、お金をたくさん出すといいサービスが受けられるようですが、この分野は行政が主導してやるべきものでしょうか。

山崎 そう思います。もちろん、産後ケアの中には、いろいろなケアがあって、プラスオンでいろいろなサービスがあっていいと思います。ですがベースは、子どもが産まれて、その子どもを育てる、当然、父親と母親は子どもを育てていく責任がある。このことは変わらないにしても、今はほとんどの両親が共に働いていて、子育ての頃は、いちばん外からのサポートが必要な時期に当たっています。そのサポートを行政が行うのは当たり前のことだと思います。もちろん行政で全部できるとは思いませんが、少なくとも子どもへの虐待とか、それこそ本当に母子が追い詰められて起きている惨い事件のようなことは、やっぱりないようにしていくのは行政が最初にやるべきテーマだと思うのです。

――底辺のところを何とか支えるというのは行政の大事な役割ですね。

山崎　だからと言って、行政だけでできるものではありません。この問題は特に、企業経営者の方々にもよく考えていただきたいのですが、それは、若い人、20代、30代の生活のかなりの部分は会社からの影響が大きい、ということなのです。

それと関連して考えてもらいたいのは、産後ケアの問題は母親だけではなくて、父親の問題でもあるということです。父親は、子どもが産まれると、職場では「お前も子どもが産まれたんだから頑張れ」と言われて、逆に残業が増えたりしています。

でも、少なくとも子どもが産まれた1年間は、父親も育児休業をちゃんと取れるようにしていくことが必要です。ほかにサポートの仕組みがあればいいのですが、大都市の子育てが先ほど言ったような状況ですから、母親だけでは大変なのです。

確かに20代、30代は働き盛りではありますが、1年、2年は子育てをちゃんとできるような環境を作ってあげること、それで次にまた頑張ってもらう、ということをしていくことを、企業もやっぱり考えてもらわないといけないと思います。

行政だけにやれと言っても、これは行政もできないと思います。働き方改革に繋がる話ですが、特に若い人たちの働き方をもう皆で本当に真剣に考えないと、次の世代が日本からいなくなってしまう大変なことになりかねない時代になっているということです。

―― 高度成長期の昔は猛烈社員でもよかったわけですが、今はもうそういう状況ではないということですね。

山崎 団塊世代の人たちはいろいろ大変なことがあっても、子どもをたくさん作ることができたわけですよね。この人たちの子どもの世代、団塊ジュニア世代が、どうして家庭を持ち子どもを作ることができなかったのか。いろいろな分析が必要と思います。少なくとも、その時の厳しい経済環境があって、非常に競争の激しい時期となって、就職することも大変な時代だったわけですから、やっぱり私から言わせてもらうと、彼ら世代だけの責任ではない。社会全体、政府もそうですし、地域社会も、もっと彼らの世代を支えることができなかったことを考えてあげないと、また次の世代に同じような問題が起きてくると思うのです。

地方の方が子育てには環境がいいに決まっている

―― 話が変わりますが、子育てを地域興しに結びつけることはできないでしょうか？

山崎　地方にとって、子育て支援の取り組みは地方創生に大きなインパクトを与えるテーマです。そう私は言っているんです。

なぜかというと、いま若者はまだどんどん東京圏に集まっているのです。東京都は年間約12万人が入超です。まだ増えると思います。でも調査すると、男女とも仕事があれば出身地の地方に帰りたいと思っている人が半分ぐらいにのぼります。

そのためには地方で働き、子育てをする環境をつくる必要があります。地方は子育てでは絶対にいい環境ができると思います。お母さんは特にそう思っています。そう考えると、もちろん仕事も必要ですが、プラス子育ての環境がカギです。それができない地方には、若者は帰ってこないですね。

実際、いま各地方で頑張って取り組まれていることの1つに小中学校教育がありま す。最近の地方創生の目玉の1つですね。しっかりした教育ができることが親の世代には非常に評価されます。地方創生の観点から、長期的にも、仕事づくりが1つ、もう1つが子どもを産み、育て、教育する環境のよさをもっと強くしていくことが大事です。この2つが人の流れを変えていくのだと思うのです。

――それが成功している地方はどこかありますか。

山崎　いちばん成功したのが、非常に有名ですが、島根県の海士町ですね。隠岐の島。あそこは高校ですが、以前は町の財政が破綻しそうになり、町長も決心して道路の予算などを削減し道路補修は住民自身がやるようにして、その予算を高校の教育に充てたのです。東京などからも先生を呼んだ。すると、ここに国内外から生徒が来るようになったのです。高校を拠点にしながら、いろいろな新しいことを発信しています。

それに近いことが結構いろいろな地域から出始めています。

実際のところ、地方は次の世代に懸ける以外にない、かなり追い詰められた状況です。地方創生をやろうと思ったら、いろいろなことをやる必要がありますが、まずは、次に繋がる世代を創っていかなければいけません。地域がなくなっていくという話ですから。そういう点で、子どもを産み育てること、産後ケアの問題は全てに繋がる問題です。

今はどうしても、何せボリュームが大きいですから、高齢者の問題に目が向けられがちで、政策の重点に置かれがちですが、私は高齢者の人たちだって、やっぱり自分の子どもや孫の世代が困っているのにまず私のことを何とかしてくれ、という人は少ないと思うのです。

――元気なうちは高齢者は自分で何とかしようというのがこれからの時代ですね。

山崎　やっぱり私たちは、社会を次の世代に繋ぐことが大事なのだと思います。どうしても高齢者対若者のような構図にされがちですが、本当はそういうことではないと思います。

いずれにしろ、産後ケアは象徴的な問題です。そこから子育ての問題、実は母親が孤立しているのだ、ということをわかってもらえればと思います。産後ケアを契機にいろいろなことが議論になってくると思うのです。

高齢者も地域の子育てに参加することで元気になれるように

――問題はそうしてくれる人がどこにいるかです。

山崎　専門家ももちろん必要ですが、簡単にいうと、子どもを産んだことがある人、子育て経験がある人は誰でも支援できることです。その点で、おじいちゃんやおばあちゃんの参加はたいへんいいと思いますね。子育てを経験していればできます。特別のことをするわけではないですから。

子育てではいろいろなことが起きるから、母親はともすれば精神的に参ってしまう。本を読んだりしてもわからないわけです。そうなると、少し子どもに変化が起きたりするとパニックになってしまう。生まれるまでは周囲がそれなりに対応をしてくれるのに、生まれたあとは、周りに誰もいないとなると、さあ頑張りなさい、とか言われても、お母さんも初めてですから、それは大変なわけですね。

――産院を突然追い出されてしまうのですからね。里帰りができないとか、家に帰ったらひとりだとかいう情報を事前に把握して対応することが必要ですね。

山崎 そうです。高齢者向けのデイサービスやショートステイというのがありますが、それと同じ場所でいいから地域の支援拠点を増やして、それを情報提供してほしいと思います。困ったら、昼だけちょっと赤ちゃんを預けてお母さんが休むとか、一晩だけ休むとかですね。そこで、おじいちゃんやおばあちゃんといった高齢者のそばに赤ちゃんをいさせてもらったら、母子ともにとてもいいのではないかと思います。

――おじいちゃん、おばあちゃんも元気になって子育ての知恵を貸してくださいということですね。

山崎　おじいちゃん、おばあちゃんは、子どもと一緒だと元気になるんです。特におばあちゃんは、小さな子どもといると、本当に元気になりますからね。これからは高齢者とか子ども、というふうに、ケアをする対象の人の年代で分けていたらダメだということは、みんな気が付いているんですね。一緒のほうが、両方にとってもプラスなのです。高齢者にとってもいいことだし、子どもにとってもいいことです。こういう施設が基本になってくるのではないかと思います。

――そうやってみんなが集まる場所ができるといいですね。

山崎　それが地域の新しいコミュニティーのようになって、その場所にいけば困ったときに助けられる、ということになるのが理想です。

今まで日本人は生まれた場所がコミュニティーだという思いが大きかったのは事実ですが、成長していくにつれて人はあちこち移動するわけですから、いったん住んだ場所でコミュニティーが形成できるようにすることが大事だと思います。田舎に故郷がない人は世の中にいっぱいいるわけですから。

そういう仕組みを作るのはそんなに難しいことではないと思います。もう少し早く気付いていれば、と思います。

最近、保育園が隣にできるのは嫌だという人がいて問題が起きていることが報道されていますが、これは是非みんなで考えてほしい出来事ですね。それは、子どもをうるさく思う人は世の中にいるでしょうけれども、私はこういうものはちゃんと説得すれば説得できるはずだと思うのです。むしろ「一緒にやりませんか?」と、声をかけることが大事なのではないかと思います。そうやってコミュニケーションを取ることが、最も大事なことだと思います。

産後ケア・子育て支援はそんなに難しいことではない

―― 声のかけ方次第ということですね。

山崎 いろいろな形での地域のコミュニティー作りの経験談を聞いていると、まず声のかけ方が大事だということがわかるのです。「あなたはこの地域で大事な方です」と言って巻き込んでいく、「もう是非、一緒になってやってくれませんか」、とか。そうすると相手も「しょうがないな」と、気持ちも変わったという話をよく聞きますね。最初からダメなんだという調子で取り組んでいますと、やっぱりうまく行かないものです。実際に、そうやって一緒になってやっているケースがあると聞いています。

―― 高齢者施設と子育て関連の施設が一緒になっているようなところは実際に今、

どれぐらいあるものなのですか？

山崎　最近は新しく作られるものに関しては、かなりが一緒になっていますね。中央区のものとか、品川区の施設もそうです。保育園と高齢者施設の併設というように。もちろん高齢者施設と保育園では部屋の作りとかが違うのですけれど、お互いの施設からすぐに行き来ができるようにしています。合体型と呼ばれていて、それはひとつには土地が確保できないということもあるのですが、いずれにしても新しいものはほとんどこういう形です。

――それは高齢者と子育ての両方の地域のセンターがそうなっているということですか？

山崎　そうです。これからは職員もだんだん、両方対応できればいいと思うのです。職員だってもう、人がいなくなってきているわけですからね。

――マンパワー不足の問題があるわけですね。この仕事には資格が必要なのですか？

山崎　それぞれ必要ですね。子どものほうは保育士、介護のほうは介護福祉士などですね。やはり違う資格が必要になりますが、それで今、少しでも両方の仕事ができるように、資格のことも含めて国で検討され始めていますね。

――　将来マンパワー不足は確実に来ますからね。

山崎　それはもう、特に東京はマンパワー不足が目に見えています。そもそも生産年齢人口が減るうえに高齢者も増えますからね。この分野のサービスはある程度、機械化というかＩＣＴ化できても、最後の部分はやはり人がいないとできないものですから。

――　そう考えると、やはり外国人労働者の活用といったことも将来、視野に入れないとどうにもなりません。

山崎　それはそれでまた、その必要性が出てくるかもしれません。

でも、産後ケアの問題というのは、専門家しか担えない分野ではないと思うのです。全部受け持つのはかなり大変であるのは間違いないですが、母親が手が回らないことの手伝いは、地域のみんなで十分対応できると思うのです。

さっき言ったように、周りに子育て経験者がいれば、本当に孤立しないように相談に乗ってあげるだけで効果は大きい。もちろん病気や障がいを持っている子どもがいる場合は、それは専門家が必要になりますが、一般的な産後ケアは子育ての一環で、地域の人々にとって長く経験してきたことなのですから。

――　誰でもできることなのだと。

山崎　経験をしたことがある人ならば、いろいろなアドバイスができるということです。それで、お母さんがちょっと外に出るときには少しの間、子どもを預かって見てくれたり、世話をする。世田谷区ではそういうボランティアを登録制にして制度を作っています。そういうやり方がいいと思います。

――地域の人がボランティアでみんなが参加する。

山崎　それで、この取り組みが地域のおじいちゃん、おばあちゃんの生きがいに繋がっていくことになればいいなと思っているのです。

（このインタビューは２０１６年11月に行われ、２０１７年１月発刊『産後ケアの全て』（財界研究所刊・絶版）に掲載されたものから転載したものです）

第4章

「産後ケア」法制化の意義とポイント

参議院議員
自見 はなこ

２０１８年12月に超党派で成立した成育基本法がおおもとに

ご承知のように昨年（２０１９年）暮れ、人口動態統計で、少子化が予想以上に早いスピードで進み、１年間に生まれてくる子どもが86・4万人となったことがわかりました。私たちはこれを非常に深刻に受け止めており、今年はやはり政策課題としては少子化対策を一丁目一番地で取り上げていただきたいと思っています。

特に私は与党の中でただ１人の小児科医として果たすべき責任を強く感じておりますので、少子化対策にかける想いも非常に強く抱いております。

最初にまず「成育基本法」の話をしたい

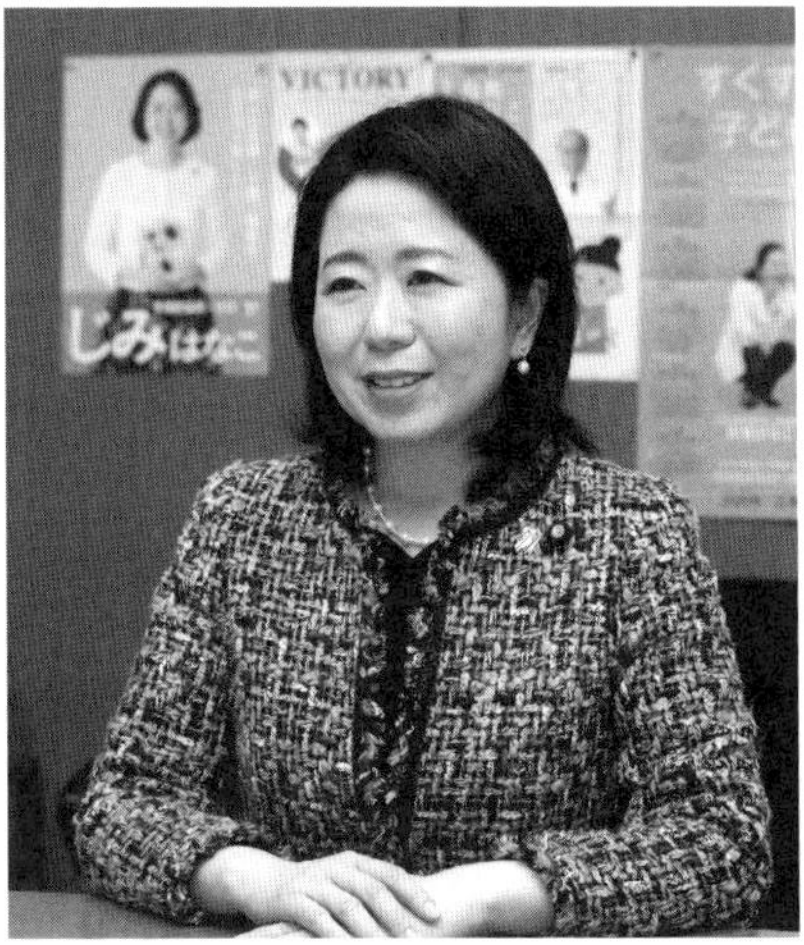

じみ　はなこ
1976年（昭和51年）2月、長崎県生まれ。98年筑波大学卒、2004年東海大学医学部卒。07年東京大学医学部小児科入局・同附属病院小児科勤務。虎の門病院小児科などを経て10年から国会議員秘書。自民党参議院比例区（全国区）支部長、日本医師会男女共同参画委員会委員などを歴任して、16年参議院議員選挙比例区（全国区）初当選。現在、厚生労働大臣政務官、参議院厚生労働委員会委員、東海大学医学部医学科客員准教授などを務める。

と思います。実はわが国では、妊娠期から切れ目のない子育て支援を実現するための立法を望む声が、25年以上前から小児科医、産婦人科医を中心に挙げられていました。こうした声を受けて、日本医師会でも、平成18年の「幼児保健検討委員会」や平成20年の「小児保健法検討委員会」、平成24年の「周産期・乳幼児保健検討委員会」などの答申で、立法の必要性を強く訴えていました。

この流れが加速し始めたのが、日本医師会副会長であった羽生田俊先生が参議院議員として国政に参画した平成25年です。羽生田先生には、自民党内での議論を丁寧にまとめて頂き、そのおかげで私が参議院議員に当選させていただいた平成28年には、法制化に向けた環境がかなり整っていました。超党派での議員立法を目指し、平成30年5月下旬から議員連盟をつくり、河村建夫会長のもとで事務局長を拝命し、超党派で議論を深め、合意を形成し、同年12月に成立しました。

思い起こしていただくと、当時は東京・目黒区の船戸結愛《ゆあ》ちゃんの虐待死事件があり、議会でもこのような悲劇を繰り返してはいけないという機運が高まりました。その結果、与野党対決型の厳しい国会情勢でも、この法案は何としても成立させなければいけないという想いが党派を超えて1つになり、成立させることができました。

成育基本法で何をうたっているのかというと、妊娠期からの切れ目のない子どもと了育ての支援施策です。例えば妊産婦の検診、周産期医療の充実はもとより、妊娠自体、あるいは子育て自体を孤立化させないための各種施策の必要性が記されています。

この法律の概念で重要なことは、今まで別々のテーブルに乗っていた医療、教育、療育、福祉――の4つを、子どもを中心に置いて同じテーブルに乗せようということです。これらを行うに当たり、例えば産後ケアを充実することも必要です。また性教育も大事です。適切な性教育が施されると、自尊心の向上や、望まない若年妊娠を防ぐことにも繋がります。専門家集団である私たち小児科医、産婦人科医、助産師がその役割を担うべきだと考えます。

予防接種の体制や、CDR(Child Death Review)即ち子どもの死因究明と予防可能な死の防止についても初めて記されました。食育や、思春期の自殺や、その他さまざまな子どもを巡る問題の対策を行なうことも記されています。

具体的には、この法律が成立したことで、今年(2020年)2月には成育医療等基本計画をつくる協議会が厚生労働省の中に設置され、協議会で検討された計画を今夏を目処に閣議決定し、その実施を自治体においても努力義務とすることになっています。

この議員立法の大きな鍵の一つは、政府は毎年1年に1度、その進捗を公表しなければならないことになっていることです。子ども達のための政策がどれだけ実現したのか、初めて見える化されることとなります。計画自体も6年に1度見直され、ブラッシュアップされていきます。

サービスを行なうのは市町村。首長が取り組んでいるか見える化

一つの例として、難聴対策を例に取らせていただきます。

わが国では約千人に1人が先天的な難聴として生まれています。難聴の子は全例スクリーニングされるかというと実はそうではありません。市町村でそれぞれ所管している中で、実施している市町村と実施していない市町村があります。大まかに言うと、8割の子どもがスクリーニングを受けていますが、2割の子は受けていません。そのため、早期に発見されない子もいるのが現状です。

また公費負担も2割しかカバーしていないので、世帯所得が少ない場合、数千円程度の検査費を払わなくては難聴検査を受けられないのでここでも発見が遅くなります。まずは見つけることが大事ですが、ここはスタートです。

以前は2歳までは人工内耳は適用ではありませんでしたが、2014年にガイドラ

インが改定され、現在は原則1歳以上で適用のある場合には人工内耳が適用できるようになりました。補聴器を使用することで耳に音を慣らしてあげたり、言語聴覚士による療育に早くつなぐことが大切です。

また、お父さん、お母さんはとても悩んでいるので、ファミリーサポートも大事です。

特別支援学校や聾学校がありますが、3歳未満の乳幼児に対する教育相談事業はほぼボランティアベースで運営されており、適切な予算措置が必要です。人口内耳の適用があり普通学級や特別支援学級に行くときにもサポートが必要だと思います。

ですから教育と療育、医療があり、福祉がある。約千人に1人の先天性難聴のお子さんの中には、聴神経自体がないお子さんもいます。手話の言語としての役割にも注目すべきです。

以上のようなことにしっかり取り組んでいく。これは成育基本法によって進展が期待される非常に分かりやすい例として挙げましたが、こういうことは国の施策だけでは無力です。全てのサービスは市町村が行うものです。国がこれをお願いして、果たしてどの市町村の首長がしっかり取り組んでいるかを、毎年見える化して、取り組んでいただくことになります。

このように、成育基本法が運用され、適切に施策が行われることで子育てするお母さんを孤立化させないことが大事です。２０１８年12月に成育基本法が成立したときに野党の方から産後ケア法案もきちんと法制化してほしいと要望が出されました。

産後ケア事業はこれまで、２つの法的根拠の下に行われていました。１つは助産院として開設するパターン、もう1つは宿泊業で簡易宿泊所として行うパターンです。今まで残念ながら産後ケア施設という施設類型がないまま進んできたので、いろいろな不便もあったと思います。東京・世田谷区のように区独自で条令をつくり20床近くの産後ケア施設を運営している地域もありました。

産後ケア施設が地域でお母さんの産前産後を結ぶグループ（＝のり）となる施設として活用する必要があります。子育て世代包括支援センターが、平成28年に母子保健法の一部を改正して全国展開を目指して展開されていますが、産後ケア事業は補完的役割を果たします。やはり宿泊型で子どもたちとお母さんが利用できる施設が必要だということで、今回、宿題だった産後ケア法案を成立させることができましたが、この成育基本法と産後ケア法案はセットの法律だと思っていただいて結構です。

かかりつけ助産師、保健師、小児科医が事業を強化していくことに

では産後ケア法で何をするかです。

市町村の努力義務事業として母子保健法の改正の中で位置付けました。重要な点は母子保健法だということです。児童相談所は児童福祉法ですが、この事業は母子保健です。ですから、全てのお母さんたちこれを利用してください、ということです。ここは大事なポイントです。

20床をめどにした宿泊型、また通院型、アウトリーチ型といった類型をつくりましたので、それぞれの地域のニーズにあった形で利用していただこうとしています。新たにうたっているのは施設整備費にも国からの補助が予想されますので、ここを拠点に様々な産前産後事業、あるいは子ども食堂の連携や、時には児童相談所との連携等、様々な連携を有機的に果たす場所になって欲しいと考えています。かかりつけ助産師、かかりつけ保健師、かかりつけの小児科医、といった概念が出てくると、より事業は強化されるのではないかと考えているところです。

以上、大きく2つのことを話しましたが、3つ目が周産期医療に関してです。今、産婦人科医のなり手が少ないと言われていますが、小児科も産婦人科も、女性が占め

る割合が非常に多くなっています。医療提供体制としては、地域偏在等たいへんシビアな問題を抱えています。

周産期医療については、２０２４年を目途に医師の働き方改革を進めようと国が動いていますので、当然ながら産婦人科医の集約化の議論もこれから出てくると私は思っています。一方で、日本では昔から、地域で安心してお産ができるということがずっと大事にされてきました。

ではどうやって、この２つを両立できるかです。平成16年頃から産前の「セミオープンシステム」化の議論は、産婦人科の先生方も進めています。妊娠36週までは地方の開業医の先生に診ていただき、それ以後は大病院に診てもらう、出産後には再び開業医へ戻るというかかり方です。産後、お母さんたちは容体が安定していると自分の故郷に戻っていただき産後ケア施設に入っていただくのも１つの方法かと思います。

周産期医療は都道府県の医療計画で司ります。産後ケア事業は市町村事業ですから、都道府県医療計画と市町村の母子保健事業の融合という形で、これからこの法律が施行される令和３年まであと１年ちょっとの準備期間の間に、仕組みを構築していくことになるでしょう。

【以下は一問一答】

母子保健法の方が児童福祉法より幅広く対象者をカバーできる

―― 新法案によって、産後ケア事業は都道府県で進めることになるのですか。

自見 産後ケア事業は市町村の努力義務として位置づけています。地域の実情によっては、都道府県がリーダーシップを取って、市町村と広域連合などをつくっていただいて、ということになるのかなと思っています。

―― 地域でやりやすいやり方で、ということですね。

自見 そうなんです。地域によって医療資源が違いますから、これから成育基本法の計画を実施していくために、各都道府県で協議会を設置していただこうとお願いする予定ですが、そのときには例えば、地元の医師会の中で産婦人科医会、小児科医会、それに助産師会、そして保育の関係の方、あるいは障がい者福祉の関係の方、その他たくさんの関係の方に協議会に入っていただくことになると思います。そこでそれぞれの地域の資源に応じて、自分たちはどこに産前産後ケアセンターをつくるか、といったことを議論して決めていただくことになると思います。

―― 産後ケア事業は母子保健法の中で位置付けられましたが、その前には児童福祉法で位置づける議論もあったということですが。

自見 はい、野党から出された法案では児童福祉法の改正でいくことになっていました。児童福祉法ですと、特定の支援が必要な方への施策となると思います。われわれは、どちらかというと全ての皆さんにお届けしたいし、今は多胎児を抱えていらっしゃる方もいますし、里親になっていただいている方や養子縁組の方などいろいろな場合が想定されるので、できる限り広く、いろいろな方に産前産後ケアのサービスが届くようにしたい、ということで母子保健事業にしたのです。

―― その方がより広くカバーできるということですね。

自見 そうです。範囲が広くなるということと、非常に重要なことは産前産後ケアの目的は何かです。それは母子の愛着形成支援なのです。結果として虐待予防になるのですが、虐待予防、と最初に言うと、全てのご家庭で虐待があるような印象を受けてしまわれるかもしれません。そんなことはないわけですから、母子の愛着形成を支援する、ということを一義的に重要視しているのです。

―― 母子の愛着形成が大事だと。

自見 とても大事です。確かに少子化対策では、世帯の所得格差、特に若い世帯、若年世帯の低所得化の問題で、お金がなくて子どもを産めないことが、子どもを生まない理由では87%とトップですから、そのことに対する手当は当然、重要なこととしてやらなければいけません。ただ、私は、お金をあげれば子どもが産まれる、ということでは、話が乱暴に思えます。やはり安心して寄り添える産前産後ケアなど、市町村等の行政、あるいは県と市町村、特に市町村が中心となって保健師さんたちが中心に受け止める仕組みを作ることが、多くの人の安心につながると思っています。

災害時における母子対策も重要。全国で液体ミルクの備蓄を

――少子化対策に結びつく非常に有効な手段になるということですね。

自見　なると思います。それぞれの地域にある資源は限られていますので、できる限りそれを整理して、有機的に連携していっていただきたいと思っています。この場合、子どもが産まれる前でしたら、産婦人科の先生、医療機関、そして産前産後ケア、その後は子ども食堂や子育て支援拠点、子育て世代包括支援センターなど、そして、それ以外に本当にさらに支援が必要な場合は児童相談所や、あるいは婦人相談所などもありますので、点ではなく面でのそういう連携をしていくことが必要です。

成育基本法については、難聴のことで具体的な話をしましたが、それ以外にも、例えば視覚障がい、屈折弱視や屈折異常、弱視などですが、これらも3歳までに見つけてあげれば小学校に上がるまでにメガネや訓練で矯正が可能です。また先天性の股関節脱臼は1カ月検診、３カ月検診で分かりますが、これも早い段階で分かると矯正が可能ですが、年間の重症見逃し例が１００例もあります。

わが国ではもう、年間にたった86万４千人しか子どもが生まれません。その、せっかく産まれた子どもに、十分な医療、療育、教育、福祉の連携のもとの施策を届けなくてはいけません。そうでないと子ども1人ひとりの人生は全く、違うものになってしまいます。成育基本法は子どものための理念法です。妥協せずしっかり取り組んでいきたいと考えています。

――非常に重要な基本法だということですね。

自見　そうです。25年前に成立していれば、今の社会のあり方が変わっていたのではないかと思います。

また、成育基本法が有効に活用されるために重要なことは地方議会との連携です。例の一つとしてわかりやすいのは、液体ミルクです。日本栄養士会災害支援チーム（ＪＤＡ－ＤＡＴ）が「赤ちゃん防災プロジェクト」というものを立ち上げており、その中で母乳が大事です、粉ミルクと液体ミルクは母乳が出ないお母さんの子どもに大事です、そして何より災害時には母子を大事にして欲しい、と活動しています。そうした声を受けて、内閣府は２０１９年10月25日、厚生労働省との連名で全国都道府県、保健所設置市、特別区の防災担当、男女共同担当、母子保健担当宛てに、液体ミルクの備蓄をして下さいという通知を出しています。

災害時には断水と停電が多く発生します。そのときは粉ミルクを溶かすことができません。昨年の台風15号の際には、千葉県で災害時に液体ミルクを乳幼児がいるお母さん１人ひとりに配ったところ、大変喜ばれました。

これをそれぞれの自治体で備蓄のための対策を講じてほしいと訴えています。例えば三重県では、県知事が音頭を取って市町村に補助をしています。大阪の箕面市では、自分たちで流通備蓄を始めています。

日本栄養士会災害支援チーム（ＪＤＡ－ＤＡＴ）の下で行なう「赤ちゃん防災プロジェクト」を広く普及啓発したい、ということで皆さんにお願いしています。

実行しているかしていないか。首長のリーダーシップに期待

そこで大事なことは、地方議会で地方議員が市長に質問をしてもらうことです。市長はそれを実行する決断をしなくてはいけません。これが災害時に母子を守る、という非常に強いメッセージになります。それぞれの地域、市町村などの基礎自治体で、どれだけ子どもを守っているか、そのための施策を実行してください、とお願いしています。このように成育基本法は、基本的に自治体が主体的に動いていただくことが重要になります。

――市長等、自治体のリーダー、核になる人が動いていくことが大事ですね。

自見　明石市の施策はいい例ですね。

ただ、私は、今まではスーパーマン的な首長などが1人、2人いることでその自治体が変わったと思うのですが、それを全国の多くの自治体で同じようにやっていただきたいのです。

成育基本法をそれぞれの自治体でどれだけ実行しているか、その見える化をしますから、やらない理由を説明して頂くことになります。ですから、これからはやらないわけにはいかなくなると思います。

議会でも地方議員と連携して、首長に質問してもらいます。本当に子どもの聴覚スクリーニングをしていますか、3歳児の弱視の検査は適切にできていますか、あるいは先天性股関節脱臼のスクリーニングはできていますか、Child Death Review（＝子どもの死因究明）に対する施策を行なう計画ですが協力体制は整っていますか、ということをやります。こうやっていい意味で首長のリーダーシップを引き出していきます。

――見える化が大事だと。

自見 大事です。私たちの仕事は、予算を取ることと同時に、一人ひとりに届く施策にしていくことだと思っています。

――産後ケア施設に対してもある程度補助が出るということでしたが。

自見 そうです。そのつもりで大臣答弁しています。具体的には予算編成の中で、これからということになると思います。

――箱物だけつくってもしようがないので、中身のある産後ケアですね。

自見 中身のある施設をつくることが非常に重要だと思います。産後ケア事業は少子化対策の一丁目一番地、安心の寄り添う施設になりますから、これはしっかりと進めていく必要があると思っています。

第5章

産後ケア施設の実際

綾瀬産婦人科綾瀬産後ケア 主任助産師
丹波 恵津子

日本で最初の産後ケア施設（世田谷）の開設準備に取り組んで6年間働く

私が助産師として産後ケアに最初に関わったのは、日本初の産後ケア施設「武蔵野大学付属産後ケアセンター桜新町」（現在は日本助産師会世田谷区立産後ケアセンター）です。そこで開設準備の段階も含めて6年間働きました。

助産院で行っている母子ケアと産後ケアセンター桜新町の母子ケアは異なっています。出産後四か月までの母子ケアは、教科書に具体的かつ総合的に書かれたものもなく、集まった地域活動の助産師スタッフと共にスタンダードケアのありかたを検討していきました。また事業開始と同時に年度ごとの事業評価を行いました。

その後、東京都葛飾区にある綾瀬産婦人科が、空き病棟を産後ケアに転換したけれども赤字で利用者数が伸びないという状況で招請され手伝うことになりました。実際、産後ケア事業は、主に行政が行なってきた事業が多く、民間のクリニックの単独部門として利益を上げていくのは難しいです。その当時のスタッフたちの意見をまとめ業務改善、人員配置の見直し、マーケティングの見直し計画の再修正など少しずつ積み重ねました。

そのことにより二年間で稼働率を六倍、自治体からの事業委託も一カ所から九カ所に増やしました。本日は東京都の城東地区で、産後ケアを実際やってきて見えてきたことなど述べます。

産後ケアの事業と対象者について

産後ケアとは「産後ケアを必要とする出産後一年を経過しない女子及び乳児に対して心身のケアや育児のサポート等（産後ケア）を行い産後も安心して子育てができる支援体制を確保するもの」です。

女性の妊娠出産による心身の変化からの回復を支援し、子育ての支援を通して次世代育成を目指すものです。育児不安から児童虐待につながらないように防止を目的とし医療・行政・地域が協働して母子の自立支援につなげる活動と言えます。

世田谷区で開始された当初の産後ケアの対象者は産後百二十日までの女性とその子どもと家族でした。出産した病産院を退院し自宅での生活ができる母子ですが　①育児不安や育児負担感がある産後の女性とその子どもと家族　②家事・育児技術の未熟さにより、不適切な育児をしている産後の女性とその子どもと家族　③家族再統合を必要としている産後の女性とその子どもと家族　④産後百二十日以降の育児に関する知識や技術を得たい産後の女性とその子どもと家族です。

目標は①親が子どもへの愛着行動がとれて子どもの世話が来る。②親が子どもの発育支援ができる。③親は児の体重増加が適切か評価して栄養(母乳栄養)が問題ないかわかり、過不足があれば栄養方法の修正や補足できる。④親は児のスキンケアが出来る ⑤時期に応じた児の生活リズムがわかる。⑥子どもの泣きの判断・対処が出来る。⑦環境調整をして安全(転落　窒息　やけどなど)に配慮できる。⑧産後の女性が健康であるためのセルフケアができる。

支援方法は相談・助言、情報提供・啓発、利用者の交流促進、体験学習による技術習得、休息、保育などがあります。

このような活動は、解決困難な課題や問題をもった対象者が主体的に生活できるように支援・援助していく個人や家族に個別に行われるソーシャルワークにあたるかと思います。医療モデルプロセスの医師による診断治療というより、生活モデルでの看護プロセスでアセスメントして日常生活の援助活動の分野であり周産期を専門とする助産師が担っていくものと思います。

産後ケアの対象者は、今回、母子保健法の一部が改正されて、「出産後一年を経過しない女子及び乳児」ということになりました。

産後の女性の特徴

日常的に椅子に座って仕事をすることが多く骨盤底筋の筋力が低下している

まず女性はお産を終えると、翌日からもとの状態に戻り普通の生活になると思っている人が多いです。しかしお産はフルマラソンと同じぐらい体力使うもので、その後もいろいろ痛みが残るかたがいらっしゃいます。ハンモックのような骨盤低筋が赤ちゃんを支えています。分娩直前には胎児羊水などでだいたい5キログラムぐらいの重さになります。でも今の女性は椅子に座っての仕事や日常生活しているので、骨盤低筋が低下している場合が多いのです。お産が近づくとホルモンの影響もあり靭帯が緩み骨盤は広がり骨盤底筋は弾力を低下します。その状態で育児を行っているようになります。

妊娠出産に関するホルモンは、主に胎盤から妊娠を維持するためのホルモンが分泌されますが、出産を機に役目を果たした胎盤と一緒にそのホルモンは一気に減少します。そして母乳分泌に関するホルモンが働きます。ホルモンバランスが変動すると様々な心身の変化があらわれます。

母親は体と心の変化、つまり不安定な体とお産の疲労、それに激しいホルモンの変動が引き起こす心の変化が起こります。何よりも今までの生活とは全然違う育児が始まります。出生直後の新生児は、一回の哺乳量は少量なので2、3時間くらいに頻回に授乳していかなければいけません。何よりも子宮外の生活への適応期間で未熟な状態なので様々な養護が必要です。

産後のママの生活

出産・子育てを取りまく社会環境も変化しています。女性の高学歴化と社会進出が進みそれに伴い、晩婚化・不妊・高齢出産が多くなってきました。妊娠・出産をめぐる医療も進歩し医療体制も変化しました。核家族化により親子の世代間の育児伝承の不在になりやすく母親は孤立しています。育児と同時に親世代の介護を抱える方もいます。

出産前の両親クラスで授乳のお話をすると「え?私が2、3時間ごとに夜も起きなくてはいけないのですか」という反応もあります。人間関係の面でも、いま女性も男女共同参画で仕事に活躍している中で、出産育児で職場から離れ、友人関係も変化し社会的に孤立感を持たれる方も多いでしょう。

またＩＴ化が進み個人的な相談も、直接的な人間関係を避けスマホで検索しています。また母親自身のきょうだいも少なく、育児の実体験が少ないといった状況が指摘されています。

つまり産後の母親は児の授乳などで睡眠不足となり、お産の疲労や心身の不調も抱え容姿の変化や母乳分泌という乳房の急激に変化する現象に戸惑っているのです。命の重さのプレッシャーや不慣れな育児、特に赤ちゃんの泣き声への対応などストレスも抱える方もいます。

育児が上手くいかないと「自分はダメな母親だ」と自己評価の低下をまねきやすいです。

今までの生活ができない、自分の時間がないという制限がストレスにもなっているようです。二人目以降の出産の親では、上の子が赤ちゃん返りに向う中で、自身の産後の養生としての安静を確保することの難しさがあります。

その状況に加えていろいろな子育てのお祝い行事を経験します。日本の伝統文化の子育て行事で気疲れや、親同志の地域文化の違いや親戚づきあいに戸惑っていらっしゃる方もみられます。

「育メン」パパも産後うつになる可能性

女性のサポートをしていくパートナーも、家事のスキルを上げましょうという取り組みがされています。さらにパパたちは、「育メン」と周囲からもてはやされ、育児と家事を頑張っています。子どもが生まれてもすぐ親の自覚はもてないことも多いですが特に男性の方が、親の自覚ができるのは母親にくらべて2カ月から3カ月遅れると言われます。パパブルーも母親と同じように起こっている可能性があるということです。

産後サポートのポイントは、ママを孤立させないようにすることと、精神的な負担になるようなことを減らしていくことです。「産んで親になったのだから、しっかりしなさい」とか「お母さんなのよ」とか、「お母さんだったらできるよね」ということは言わないでください。

文化人類学者ダナ・ラファエルのマザーリング・

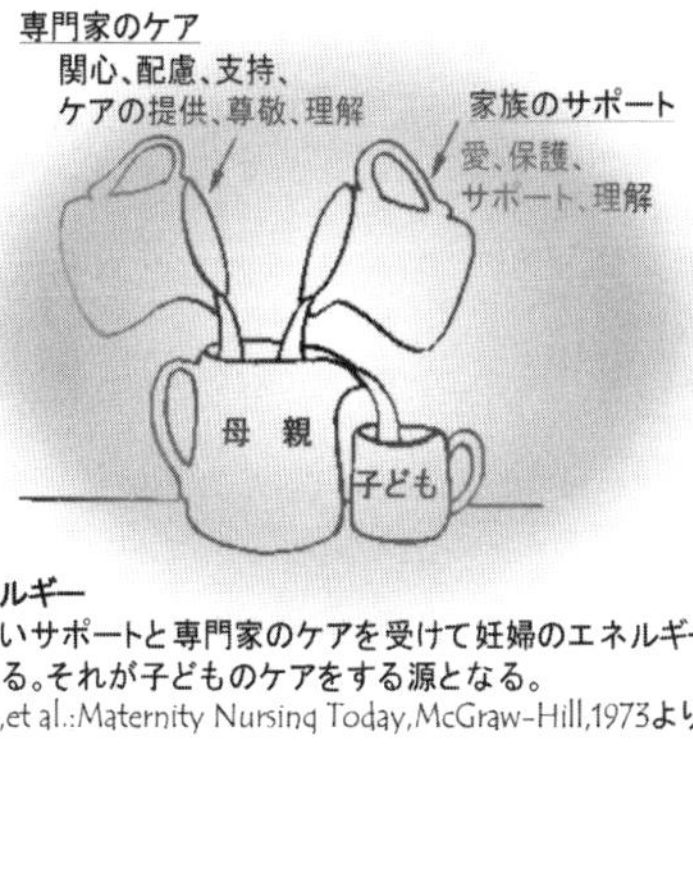

専門家のケア
関心、配慮、支持、
ケアの提供、尊敬、理解
家族のサポート
愛、保護、
サポート、理解
母親
子ども

母親のエネルギー
家族の温かいサポートと専門家のケアを受けて妊婦のエネルギーが満ちあふれる。それが子どものケアをする源となる。
Clausen,J.P.,et al.:Maternity Nursing Today,McGraw-Hill,1973より

ザ・マザーという言葉があります。自分自身の子育て経験と、その後文化人類学の調査から、アフリカやフィリピンなど世界各地の伝統文化の社会で子育てのあり方を研究した結果考え出した言葉ですがひとりの女性が母親となって妊娠・分娩・育児をする時には、周囲の人の母親へのサポート、特にエモーショナル・サポートが重要であることをこのように言われました。

産後ケアの主な担い手　助産師

助産師の数は東京でも4088人ほど。めったに会うことができない専門職？

日本において助産師は保健師助産師看護師法を根拠とする国家資格です。同法により、助産行為を行うことができるのは医師および助産師のみ（業務独占）。助産、妊婦、褥《じょく》婦若しくは新生児の保健指導を行うこと、臍帯の切断、浣腸、その他助産師の業務に当然に付随する行為を行うこととなっています。

助産師は病院、診療所、保健所、家庭、その他の場で業務を行うことができ、助産師は助産所（助産院）を自ら開業することが可能であるとなっています。

２０１８年（平成30年）助産師の就業者数は３６，９１１人でうち　東京都には４，

088人います。東京都の助産師は東京都助産師会や日本看護協会に所属し活動していいます。お母さんを専門的に支援し、不安なく新しい家族の生活をはじめていただくように取り組んでいます。

看護師、保健師、助産師は同じ法律に基づく国家資格ですが、この3つの資格の中で唯一開業できるのが助産師です。

助産所を開設して「助産」「妊産褥婦もしくは新生児の保健指導」を中心に母子にケアを行う「開業助産師」と、施設は持たないで母子および家族の自宅などに出向いてケアを行う「出張専門助産師」があります。

また助産師は自治体が行なう「子育て世代包括支援」事業の中で、妊娠届け出を出した母に「母子手帳」を交付して相談したり、その後、妊婦健診後にアドバイスをしています。病産院での出産も立ち会っています。出産後退院したお母さんたちに、「新生児訪問」という制度があるので、自宅にうかがって赤ちゃんの発育やお母さんの産後の経過をみることも行います。

産後ケアの課題

自治体ごとの産後ケア施設の設置基準はバラバラという状況

今まで産後ケアの事業とその対象となる女性と新生児乳児の特徴について紹介しましたが、このような心身の変化が大きい産後の女性と易《い》感染性な時期の新生児乳児を預かる施設として、安全管理と感染対策が大変重要になります。

特に睡眠中に赤ちゃんが死亡する原因の一つに、乳幼児突然死症候群（ＳＩＤＳ：Sudden Infant Death Syndrome）という病気のほか、窒息などによる事故がありま す。ＳＩＤＳは、何の予兆や既往歴もないまま乳幼児が死に至る原因のわからない病気で、窒息などの事故とは異なります。ＳＩＤＳ対策としては保育所の対応を見ますと乳児受け入れ人員の配置は３：１で乳児３人に保育士１名配置でタイマーを使って乳児の観察を５分毎とあります。

また自治体の防災マップをチェックし、緊急・災害時の母子の避難誘導場所の確認や準備をしておかなくてはなりません。

感染対策も産後ケア利用母子が、ほかの部門の利用者に人や物が媒介となって交差感染しないよう配置しなくてはなりません。例えば妊娠出産施設の利用者と産後ケア利用の母子の動線が交わらないこと、スタッフや物品が媒介にならないようにすることなどが必要になります。

具体的な安全管理や支援の内容については、日本助産師会から「助産師のための産後ケアガイド」にあります。

「綾瀬産後ケア」の紹介
～産婦人科の分娩施設を産後ケアに転用していく場合

病院施設の所在地は、葛飾区の北限で3方を足立区に囲まれています。城東エリアにあり、東は江戸川を境に千葉県松戸市に、西は足立区・墨田区、南は江戸川区、北は大場川を境として埼玉県八潮市・三郷市にそれぞれ接しています。現在、葛飾区の人口は457，927人で出生数3，573人です。足立区は人口681，281人で出生数5，290人。人口動態の現状としては転出を上回る転入によって人口が増加していている中で、高齢化の進展により、出生者数を上回る死亡者数で推移しています。社会動態の特徴として入学や就職に伴う10代後半から20代前半の転入が超過しています。水と緑が多い下町で地域密着型地区と言えます。

葛飾区の子育て支援（HP「子育ての流れinかつしか」より）

次に葛飾区の子育て支援事業の妊娠から産後ケアまでの流れ紹介します。

まず妊娠届出書(診断を受けた医療機関名、出産予定日等)を記入後、「母子健康手帳」が交付されます。子ども総合センター（健康プラザかつしか）、母子保健係、各保健センターでは、妊娠中の健康管理や子育て等に関する相談を助産師または保健師が受付けています。子ども総合センター（健康プラザかつしか)子育てひろば、区役所内子育て支援窓口、各児童館、子ども未来プラザ鎌倉では、妊娠中の健康管理や子育て等に関する相談を保健師または看護師等が行っています。

その後「ゆりかご面接」で、保健師や助産師などの子育て相談員と妊娠から出産までの流れを確認し、子育ての準備を確認する面接があります。ここでサポートプラン「葛飾区ゆりかごプラン」が作成されます。妊娠中に面接を受けると「妊娠子育て応援券」という子ども商品券1万円分がもらえます。また母子健康手帳を受け取ってから1年を経過していない方へ、マタニティパス(妊婦さんが使える交通系ICカード5,500円分)が渡されています。

葛飾区の様々な子育て支援サービスを紹介している『育児支援ガイドブック』も渡

されています。利用者が出産予定日や子どもの年齢を入力すると、成長記録がつけられ、一言アドバイスを受け取れます。また、時期に応じた申請・手続きや予防接種時期、講座や催し物などのお知らせが届く子育てアプリ配信もあります。

妊娠中の方を対象に、マタニティサロンが開催され妊娠中の乳房の手入れ方法や授乳の練習、骨盤の整え方や妊婦同士の交流会などが行われています。複数回の参加もできます。

はじめて子育てをするご両親にむけた母親学級（ハローベビー教室）とパパママ学級があり費用は無料となっていて休日開催のところもあります。

他にも妊娠・出産にとまどいのある方への、専用の相談電話「妊娠・出産どうしようコール」や妊娠を希望する方への東京都不妊検査等助成事業・特定不妊治療費助成事業・不妊相談・不育症相談などの支援サービスにもつなげています。

出産後には、さまざまな産後ケアを受ける際に掛かる費用の一部を補助しています。対象は葛飾区に住民登録があり、家族からの援助が受けられず、体調不良や育児不安のある、産後4か月未満のお母さんと赤ちゃんで、3種類のケアがあります。

宿泊ケア：契約施設に宿泊してお母さんと赤ちゃんのケアを受けられます。

乳房ケア：（※医療行為は対象外）助産師による訪問や契約医療機関で行う乳房ケア。

デイケア：産後のお母さんの心とからだの休息や、助産師がお母さんと赤ちゃんにとって心地よい飲ませ方、抱っこのしかたなどの個別相談も行って、赤ちゃんの適切なケアを行う日帰りケアです。

２人目以上のお子さんが生まれたご家庭で、６歳未満のお子さんが２人以上いるご家庭に３人乗り自転車などの購入金の助成を行っています。

助産師または保健師がお家に伺う「こんにちは赤ちゃん訪問」や「２か月児の会」という生後２か月の赤ちゃんの体重測定をしたり、保健師の育児の話を聞いたり、参加者同士の交流の場でもあります。

地域のボランティアさんが赤ちゃん１人ひとりに絵本を手渡し、読み聞かせを行う「ブックスタート事業」などがあります。他にもきめ細かく時期ごとの事業を行っています。

綾瀬産婦人科綾瀬産後ケアの妊娠期プログラムの紹介

まず外来での妊娠中期健診時の個別指導と両親クラスがあります。内容は産後に絞ってプログラムしています。①産後の心身の変化（ホルモン変動も）②産後うつと

メンタルヘルス　③赤ちゃんの泣きの対応　乳幼児揺さぶられ症候群（SBS）　④祖父母との付き合い方　⑤育児体験（おむつ交換　沐浴　抱っこなど）です。

この講座のポイントは産後ケアと子育てを中心にした内容に絞られていることと、「座学からワークを中心」プログラムで構成しています。「赤ちゃんが泣く理由を10個考えてみましょう」というクイズをカップルに行います。それを参加者が発表してシェアします。次に対応を考えてもらい発表しながら人形で実演練習します。おむつ替え、授乳などです。でも難しいのが「あやす」です。言葉は出ても具体的な方法が思いつきにくいようです。人形を抱いて体を動かし、赤ちゃんへ声を掛け、歌を歌って練習します。お風呂も、赤ちゃんをどれくらいの強さで触っていいか不安なので圧感覚を伝えます。

綾瀬産婦人科綾瀬産後ケアのケア内容

さて産後に利用する方へのケアですが、①母親の産後の身体回復を促すために休息・休養・リラクゼーション。足温器を使用して温まりハンドマッサージを行います。自分の妊娠出産からの身体回復や子宮復古の状況がわかり必要なセルフケアが出来るようにアドバイスしています。②赤ちゃんへの愛着行動がとれ児との生活を楽しむ母子関係の促進。新生児の聴覚能力を伝えて一緒に声掛けを行います。③新しい家族の構築の家族支援。手伝い場面などでのパートナーや親へのコミュニケーションの取り方の相談を行います。また上の子とのかかわり方を提案して児を保育してその間に上の子と一緒に過ごしてもらいます。④地域交流の紹介や社会復帰・就労に向けての準備アドバイスを行います。児童館やひろばの紹介や仕事を開始してからの授乳の続け方をアドバイスし、卒乳・断乳ケアまで行います。⑤育児不安・育児困難感をもつ母親の育児力を高める関わり。成長の著しい時期の子どもの発育、発達や個性について助言をしています。⑥育児技術の紹介や栄養評価と相談、スキンケアの練習、その子の泣きの判断と対応方法や子育て環境の調整の相談を行っています。特に保育士による発育支援の感覚遊びやあやし方、寝かしつけ、育児グッズの体験を通してのアドバイスは好評です。次に具体的な時期別の母子の特徴とケアサービスを紹介します。

時期別の利用者へのケアサービス　①産後早期(退院後～1か月まで)

出産後に病産院から直接産後ケアを利用する方が多いのですが、特徴として身体的な問題（高血圧や貧血、分娩による痛み）を抱えています。利用者の平均年齢も三五歳で、出産育児不安があり育児支援者がいない中でインターネットからの情報収集で混乱しているようです。ケアも母体の身体面での回復を優先し、休息していただきます。そのうえで乳房の状態を整え授乳介助して授乳練習を行っていきます。乳房ケアやセルフケアを紹介します。育児練習は清潔のためのアウトバス・保湿・爪切りなどのスキンケアと赤ちゃんのあやし方・寝かしつけの体験練習。持参してくる私物の抱っこひもなどの育児グッズの使い方の確認をママだけでなくパートナーにも説明することもあります。

時期別の利用者へのケアサービス　②（産後1～2か月）

この頃は、里帰りから自宅に戻り急に支援者がいない生活になり、自宅での母親ひとりでの育児家事で疲れて孤立し不安が増すこともあります。赤ちゃんの覚醒時間が多くなり、授乳の間隔が変化し泣く様子が変わってきますが、泣いたときの対応が授乳だけになっている母親は、身体的な疲労と不安が増強していて、母親の自己肯定感が低下してしまいます。病産院から指導された育児方法をずっと守り続けている方も多いのです。この時期のケアは、母親の心身の健康状態を整えるために休養の取り方と育児負担の軽減の為の日常生活の見直しや育児練習を一緒に考えていきます。赤ちゃんの体重増加や発育発達を評価して栄養方法や授乳方法を見つけ、引き続き乳房ケアやセルフケアを支援します。母親として自信が持てるように、母親の育児が出来ていることを伝えます。母親同士が交流する様々な支援を紹介し母子が地域につながる地域情報やサービスを紹介していきます。

時期別の利用者へのケアサービス ③（３～４か月）

この時期は、赤ちゃんの生活リズムが変わってきて子どもの発達成長に合わせ「臨機応変」に育児を行うことができてきます。子どもへの遊び方が分からないとか、夫や親族との関係性に悩みや不安を抱えていることもあります。今までの家族の生活ペースを確認しさらに状況に合わせた育児を助言します。児の生活リズムの調整・授乳間隔を見ていきます。保育士による成長発育発達に合わせた遊びの紹介も行います。

状況別利用者へのケアサービス　母親ステイ

赤ちゃんがＮＩＣＵ（新生児集中治療管理室）ＧＣＵ（回復治療室）に病気入院して母子分離している場合で、母親だけでも利用します。入院中の児へ搾母乳を作成・保存・運搬する方法や乳房管理についてアドバイスします。また母親は通常の入院期間で退院していることも多いので、母親の心身の健康状態を整える休養・身体回復という産後ケアを受けられていないことも多いので母体回復ケアを実施していきます。母親が母子分離による自責の念や子どもの発育への不安を抱えていれば傾聴していきます。

未就学の子連れ利用

2人目なので自宅での育児のイメージや経験はあるものの上の子の赤ちゃん返りで振り回されて疲れていることもあります。ただし利用にあたっては、上の子が予防接種後48時間以降であることや保育園・幼稚園で感染していないことにも注意していく必要があります。上の子どもとの違いに対して戸惑っていることもあるので、児の個性を知り、対応を助言するなど赤ちゃんがえりの対応をサポートします。中には前回の産後の経験から養生を取る必要性を望み上の子を親戚や一時保育に預けて入所をする方もいます。

双生児など

双生児は不妊治療にともなうことも多くお母さんが高齢で、児も低出生体重児の割合が高くなっています。同時に２人以上の妊娠・出産・育児を行うので、身体的・精神的な負担や出産後の体力低下で体調の悪さを感じ睡眠不足と疲労がみられます。孤立・孤独感と不全感（周りの協力や理解のなさによるストレス）を抱えたり、二人が泣いたときに十分に対応できない思いを持ったり、子どもの発育への不安を抱えています。さらに上の子がいる場合には、上の子の面倒を見ることができない思いも増します。経済的な問題や社会からの孤立、外出困難 多胎育児における事故発生リスクもあるので育児負担軽減のため支援を考えます。

母乳外来　育児相談

主な対象は授乳中の母子で卒乳までになります。内容は児の発育栄養評価、授乳や母乳の含ませ方、児の飲み方、乳房のトラブルの手当てです。

ただ母乳栄養に関する相談だけでなく、助産師による育児に関する様々な相談も行われます。

料金一覧(2020年1月現在)

【日帰りプラン】利用時間は10時~16時で昼食付と個室利用で料金は22，000円(20，000円＋消費税)

【宿泊プラン】利用時間は入所日10時~帰宅日 16時で食事は初日の昼食~最終日の昼食の提供で料金は1日33，000円(30，000円＋消費税)×利用日数

※双子以上のお子様と利用の場合、1名1日当たり11，000円(10，000円＋税)

【部屋差額】あり

【家族の宿泊】 家族部屋差額利用（1日3，０００円）と1日5，５００円（5，０００円＋消費税）になります。※食事の提供は無

【母乳外来・育児相談】 は受付時間10時～16時
1時間以内5，０００円　延長時間 30分毎に＋1，５００円
《育児相談》30分以内2，０００円　1時間以内 5，０００円　延長時間30分毎に＋1，５００円

綾瀬産婦人科　綾瀬産後ケアの入所から退所までの流れ

入所にあたり、産後ケア施設の入り口で母子の健康チェックを確認後に受け入れします。まず施設・設備の利用についてオリエンテーションを行い、居室で着替えていただきます。助産師が赤ちゃんとお母さんの健康状態を観察していきます。利用するお母さんやご家族から妊娠・出産・産後入院中の様子を伺い、当産後ケアでの希望プランや助産師からのケアの提案を行い、一緒に利用のプランを作成します。

その後、計画に沿ってケアを実施していきます。途中で計画の変更や修正・追加も行われることもあります。

退所日には、プランの自己評価し計画が達成されたか、継続する課題があるかを確認し、必要であれば地域へのフォローを紹介していきます。ご本人からの依頼があれば助産師から地域に連絡することもできます。

日々の母子の過ごし方は、入退所や食事や面会の時間が決まっているくらいで、授乳状況を中心にその都度過ごし方は変動します。

育児グッズ

育児負担軽減や発育支援のために様々なものを取り揃えて紹介して試用いていただいています。特に抱っこで手首の痛みをもっている方が多いので抱っこ補助具の使い方もアドバイスしています。

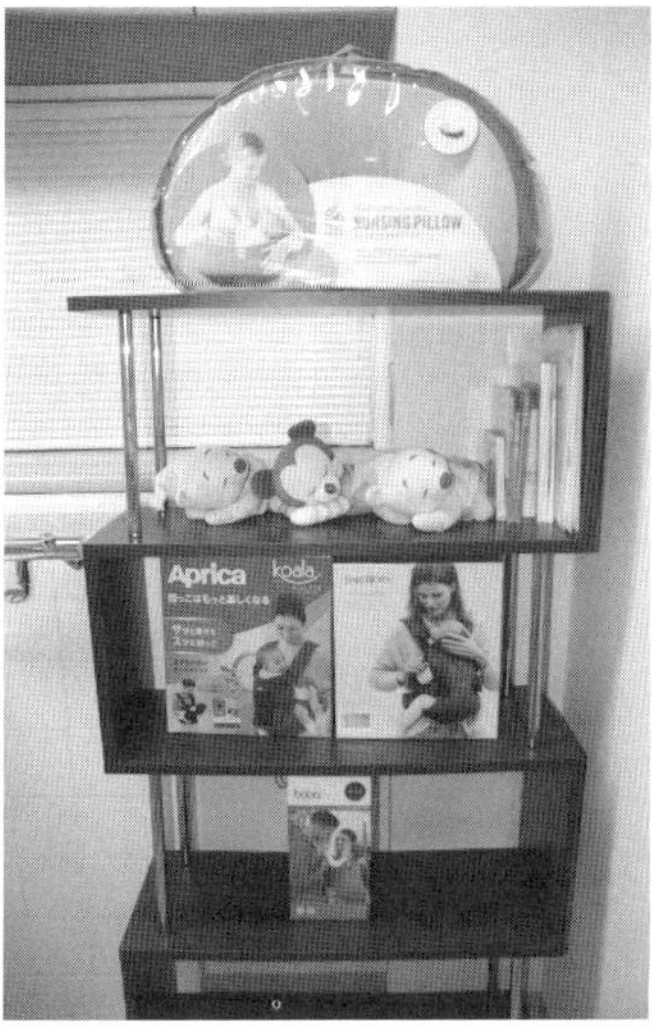

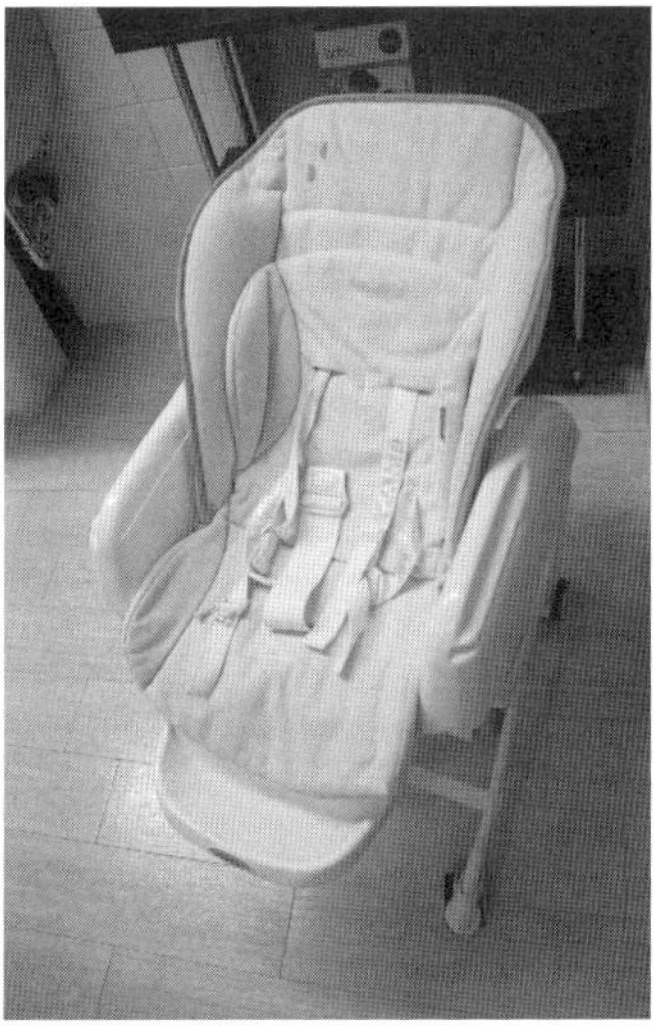

食事の一例

調理は外部業者に委託して産褥期の所要量で提供しています。湾岸の風景が広がる食堂で家族も弁当を持参して団欒しています。ハーブティーなども自由に飲めます。

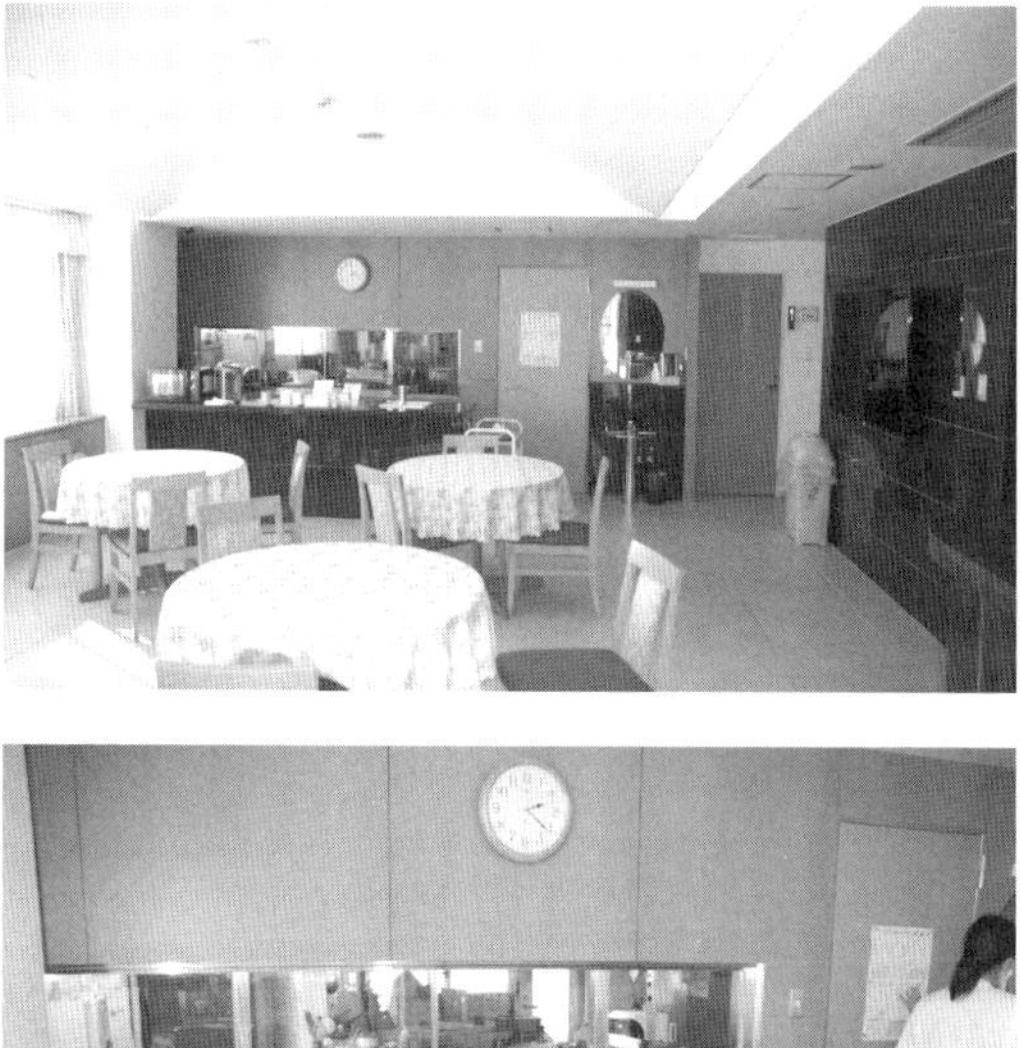

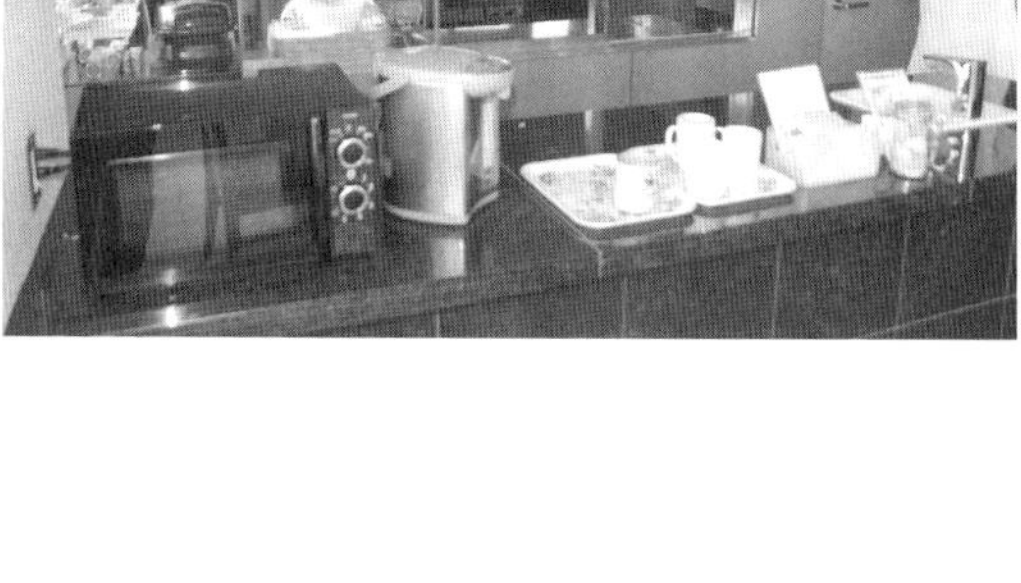

管理体制

安全対策として防犯には院内防犯録画システムと玄関・エレベーターの開閉制御を行っています。乳児用ベッドに乳幼児突然死症候群（ＳＩＤＳ）予防のためのモニターを取りつけています。感染対策は当施設感染対策マニュアルを遵守し高頻度接触面を毎日の清掃（0・02％次亜塩素酸使用）共有物品（ベビーコット，ベビーマット，哺乳瓶）使用毎の洗浄，消毒を行い面会者の制限をしています。発生時も感染対策マニュアルに従い対応しています。

綾瀬産後ケア専門スタッフは医師　助産師　保育士がいます。調理と清掃は外部委託しています。

医療連携は利用者の母子のかかりつけ医や出産病産院の他に当綾瀬産婦人科外来を受診できます。また小児科、周産期メンタルクリニック、乳腺外科も近所にあり紹介しています。

防災対策は通常時は防災カードの携帯、避難経路掲示，消火器，懐中電灯位置を掲示、毎月１日の防災点検と年２回防災避難訓練を実施しています。災害発生時は当院の防災対策マニュアルに従い対応します。避難方法についてはお母さんと赤ちゃんをワンペアとして避難できる最適な方法を今後も検討していく必要があります。

当事者問題でなく社会全体の課題として認識して、一人ひとりを尊重する支援を

いま産後ケア施設では産後の女性とその家族が過ごす生活の中でできる育児をお手伝いして支援しています。母乳での育児を望んでも、自分の心身の回復が出来ず母乳分泌を増やす生活が出来ていないこともあります。綾瀬産後ケアのスタッフも教科書や隣の児と比べたりしないで一人ひとりの生活に応じた子育てができるように一緒に考えています。

（この章は2019年12月22日に兵庫県赤穂市で行なわれたシンポジウムでの講演採録に講演者が加筆修正を行ったものです）

第6章

支援体制の普及 民間企業でできること

株式会社ベビーカレンダー代表取締役
安田　啓司

「妊娠・出産に関する情報の提供で、出産予定のお母さんと産院の両方に便利さを提供しています」

約200万人が利用する妊娠・出産情報サイトを運営

―― まず安田さんがこの会社を始められた経緯を聞かせてください。

安田 この会社はもともとはクックパッドの子会社でした。2年ほど前、2017年にクックパッドの経営方針が変わり、これを手放すのなら、買い取ろうということで、2017年の5月にこの会社をMBOさせていただきました。それと同時に、クックパッドのときからメディアで妊娠・出産のサイトをベビーカレンダーという名前にしていたので、社名もそのように変えさせていただきました。ですから、株式会社ベビーカレンダーとなってからは2年ほどになります。

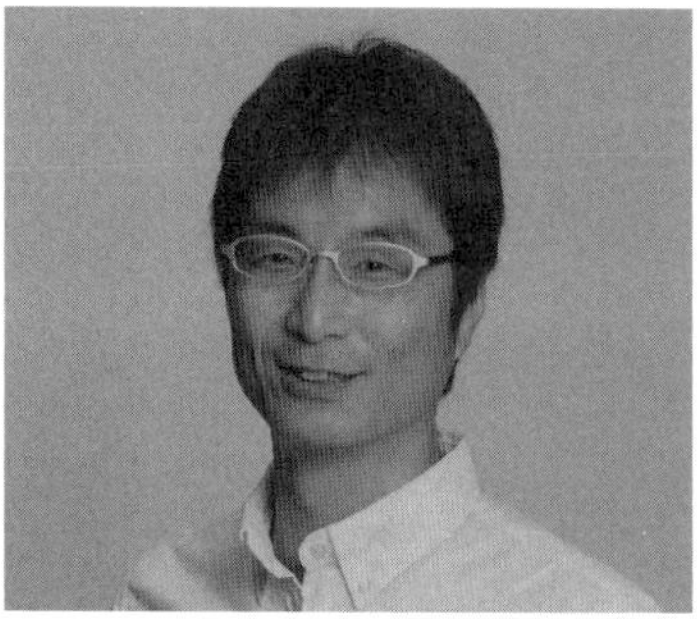

―― どのような事業を行っているのですか。

安田　主力の商品は2つあります。ひとつは、ベビーカレンダーという妊娠・出産のサイトとアプリですが、こちらは月間およそ200万人のママさん、パパさんにご利用いただいています。

以前、私はベネッセで「たまひよ」という事業や「ウィメンズパーク」という女性向けのサイトを手がけていましたが、妊娠・出産のママに昨今、どのような情報のニーズがあるかということについて再調査しました。その結果、情報はいくらでもあるけれど、自分にとって必要な情報、正しい情報は何なのか、判断することが大変難しいということが分かりました。もっと言えば、2017年ごろにいわゆる「WELQ問題」、WELQというサイトで多くの模倣記事や信ぴょう性に欠ける記事が出て、社会問題になりました。

――DeNA問題ですね。

安田　そんな世の中で、キュレーションサイトなど、検索して出てくるサイトの信頼性が失われている中、正しい情報は何なのか判断が難しい社会環境になってきています。また、スマホの利用率は、ウェブサイトの利用者においては、パソコン対スマホでは9割5分がスマホ利用と、ほとんどのママさんやパパさん、若い子はスマホで検索をしているのが現状です。

スマホで検索した結果というのは、普通は上位の3つあたりを見て、比較することが多いのですが、そのころは「まとめ系サイト」が氾濫して、同じような記事が上位を占めるという状況で、それに対しては嫌悪感を抱いていました。

そこで、私は正しい情報を提供したいと考えました。ですから、弊社でお届けしている記事は、当初から全て自社の記事です。自社の信頼のおける社員や関連者、もしくは専門家が書いた記事を、さらに医師、それから助産師等の専門家が監修をした記事に特化しています。

全国約2400の産院のうち約400の産院と取引き

―― 社名の由来は?

安田 社名のベビーカレンダー、なぜカレンダーという名前がついているかというと、妊娠してから出産までの十月十日、具体的には8カ月ぐらいですが、それからベビーが約1歳になるまでは、毎日体重を含め、ベビーは変わっていきます。ママも変わるし、回りの環境も変わっていきます。この変化していくところに対して、「日めくり」で毎日の情報を正しくお届けするということをコンセプトとして、このサイトを立ち上げました。

インターネットの育児情報を正しくお届けしたい。それをどうしてもやりたくて、この当社のひとつの柱として行っています。おかげさまで、現在、月間およそ200万人、3000万ページぐらいになってきたので、非常に信頼は得てきているという実感はあります。このままより多くのママに見ていただければと思います。

2つ目は産婦人科向けのサービスです。現在、お産ができる産婦人科は、全国で2300から2400ぐらいしかありません。結構減ってきています。その中で、今はおよそ400院の産院さんとお取引しています。産院さんにはさまざまな課題があり、新患を獲得しないと駄目だとか、来てくれた患者さんに正しい情報を伝えないと駄目だとか、スタッフの業務の効率化も必要だとか。また、安全な出産をして、満足度を上げてもらい、さらに2人目、3人目もここで産んでもらわないといけないわけです。しかし、医療だけやっていくのは今の時代は難しく、マーケティングというか、顧客に満足いただけるようなこともやっていかないと、産婦人科としては生き残れない時代になってきたという感じです。

そこで、弊社が産婦人科さん向けにご提供している「ベビーパッドシリーズ」というサービスが大変好評です。これは何かといいますと、診察時の待合室や出産のために入院したときに便利な情報提供パッケージです。産院さんの中で院長が患者さんにお伝えする情報を、産院さんごとにカスタマイズして、弊社のほうがｉＰａｄでご提供するようなサービスを行っています。

中には動画の提供もあります。例えば、出産や帝王切開の仕方とか、入院準備のやり方とか、そういったものから、実際に出産して入院中、赤ちゃんのお世話の仕方、もく浴のやり方とか、授乳のやり方とか、そういったものを視聴することができます。こういった動画は弊社のオリジナルを持っていますが、必要であれば、産院さんオリジナルの動画を撮影、編集してお届けするといったようなことも可能です。

また、最近では入院中の食事の注文であるとか、シャワー室を何時から何時まで予約するとか、そういったものにもご利用いただいています。産院さんが必要であろうと思われるものは何でもつくってお届けする、そういったきめ細かい個別の情報サービスをご提供しています。こちらについては、産院さんから費用をいただいているのですが、だいたい月にｉＰａｄ1台につき6000円ほどでご利用いただいています。

さらに、去年に新しく構築したのは、診療の予約システムです。初診を含め、妊婦検診や診察など、日時指定で予約するといったような予約システムを非常に格安で、各産婦人科さん専用のものをつくっています。こちらも非常に人気があり、もうすでに10院ぐらいで導入していただいています。

患者さんの待ち時間を少なくする予約システムを提供

――産院がそのシステムを使うと、どう便利なのですか。

安田　まず、患者さんにとっては、当然待ち時間が少なくなるということです。産院さんも予約システムが入っていないところでは、例えば連休明けとか月曜日とか、結構混むのですね。混むことで何が問題なのかというと、午前から午後までずっと患者さんがいらっしゃるので、スタッフは休み時間を取ることができない。また、午後も延び延びになってしまい、残業をせざるを得ないとか、そういったところが一気に解消されます。

――平準化できるわけですね。

安田　そういうことです。これが非常にスタッフには好評です。最初にこれを導入する際には、スタッフの皆さんはＩＴ化に反対するのではないかと思ったのですが、スタッフのほうから、ぜひ入れてほしいというようなニーズもありまして、これは非常に現場の業務効率化にもなっているという実感があります。

―― このシステムは、ソフトで提供されるわけですか。

安田 そうですね。クラウド型なので、ソフトウエア一式の利用権利ということで、月に1万、2万ぐらいでご提供しています。また、必要であれば、iPadやパソコンなど、ご利用される機種に合ったものを準備させていただいています。

超音波エコーの画像は昔からあって、妊婦検診で診察のときに超音波エコーでお腹の赤ちゃんの音や、画像を見るものですが、それを患者さんご自身のスマホで見ることができます。

昔は白黒の画像だけでしたが最近の画面は動画になっています。

先生が操作して1分間ぐらい動画を取り込みます。それを患者さんが家に帰って、自分のスマホで見ることができるという仕組みです。

そのつなげる仕組みを、われわれがご提供しています。現在、20院以上で導入していただいています。去年(2018年)秋ごろから開始したサービスですが、非常に好評です。

―― つなげる仕組みや医療情報が外部に出ることでクリアすべきこと、規制などはないのですか。

安田 それはないです。一部の慎重な方は、そこで何か異常を見落としていると、後々問題になるかもしれないと、警戒される先生もいらっしゃいますけれど、それもごく一部です。導入していただいているところには好評です。

――エコーとの接続方法というのは？

安田　エコーはほとんど今はＧＥヘルスケアさんの製品が多いのですが、いずれにしてもメーカーは問いません。エコーの口、出力にＲＧＢもしくはＨＤＭＩの出力端子が出ていれば、そこにコードを差し込むだけです。それで、取り込む側にわれわれの機械を繋げてコントロールする形です。

あっという間にセッティングすることができます。いまや、便利になりました。これはもう半年以上稼働していますが、今まで不具合はあまり起きていません。何十台かがつねに稼働していますから、安定し始めた実感があります。

――操作は先生が行うのですか？

安田　検査は先生が行います。できるだけ先生にはその負担がかからないように、スタートボタンを押していただくだけにしています。それで１分～５分動画を取り込むと自動的に終了します。もちろん手動で止めることもできます。

減っても日本の出産は年間約90万件　妊娠・出産市場は1兆円

――患者さんはその画像を居ながらにして見ることができると。

安田　実際は、そのシーンまで追っていませんが、自分で見るより旦那さんに見せたりお母さんに見せているのだと思います。こんなに大きくなったと成長を確認したり、性別が分かったということで楽しまれているのかなと思います。

――新しいテクノロジーを取り込んだビジネスね。現在の社員数は？

安田　約40人です。この本社（東京・代々木）と、静岡県三島市に開発センターがあります。三島ではエンジニア、デザイナー、顧客対応チームがあります。

――なぜ三島なのですか。

安田　冒頭申しましたように、この会社はもともとクックパッドの1子会社からMBOでできた会社です。以前の会社のCTO（最高技術責任者）がどうしても三島で仕事をしたいニーズがあって、そこで三島に人を集めて立ち上げたと聞いています。周辺には大手企業の工場も結構あるし、近隣には小田原や沼津などの観光地もあり、エンジニアが集まり易かったのかなと思います。

――今後の夢、事業展望は？

安田　ぜひともこれから事業をもっと拡大していきたいので、今は２００万人と４００院ぐらいと接触していますが、もっともっと接触面積を増やしていこうと考えています。日本では年間90万人ぐらい赤ちゃんが生まれているのですが、全員に接触できて、弊社のちゃんとしたサービスをお届けすることができて、喜んでいただければと思っています。

――より多くの人にサービスを届け、利用してもらうということですね。

安田　この妊娠・出産市場は年間１兆円といわれています。その中の少なくとも０・１％ぐらい、できれば１％ぐらいの規模になれるような成長を目標にしています。妊娠・出産の領域でナンバーワンになって、確固とした事業をしっかり築き上げることが、まずは必要だと考えています。２０２０年頃をめどにＩＰＯ（上場）も目指しています。

産婦人科さん向けやママさん向けのサービスをもっともっと伸ばしていきますが、それと同時に妊娠・出産後の子育て、生活といったところで、女性のサポートをしていけるようなサービスも考えています。まずはメディアからですが、インターネットでしっかりした情報提供を行って、この領域での事業も伸ばしていけないかと現在、検討をしているところです。

夢は市場が拡大するアジアへ　国内ではチャネルの拡大を

――出産は人口の元になるところです。日本の人口問題についてはどう考えていますか。

安田　そうですね。政府の予想では、２０６５年ぐらいに、出生数が55万人しか生まれないというような試算が出されています。ただ、今はその政府の予想よりも、若干まだ上にきているので、そこまではいかないのではないかとは思いますけれども、いずれにしても、そもそもママさんの人数自体が減ってきている状況です。

初産が30歳といわれていて、30歳の年齢の人口が、やはり急激に減ってきている時代です。これはどうしようもないのですけれども、ただ、これは出産数が減ってきているだけであって、なくなるというわけではありません。

妊娠・出産は非常に重要なことですし、決してなくなりません。われわれはそこをできるだけサポートしていける、お力になれればと思っています。

これはまだ確定していませんが、夢としては、今後は海外へも進出していきたいと考えています。まずはできればアジアです。アジアの出産数は相当伸びています。

中国では２０００万から３０００万人、ほかの国でも２０００万人程度のところがたくさんあります。しかし、一部ではまだ体育館のような場所で出産しているとか、そういう話も聞きます。その一方で、富裕層は環境の整ったところで出産しているとか、情報だけは入ってきています。こういったところに、何かわれわれもサポートができればと考えています。

――海外進出に向けて先行隊は活動していますか。

安田　まだ、そこは何もやっていません。現在、調査中です。

――ベビーカレンダーのサイトやアプリでは、ほかにどのような情報を提供しているのでしょうか。

安田　先ほども申しましたように、私は以前にクックパッドにおりましたので、離乳食のレシピの情報をご提供しています。レシピ数だけで現在、９００レシピぐらいをご用意していて、日本一ではないかと自負しています。

妊婦検診や離乳食教室などをされている管理栄養士の方が、弊社取引先の産院さんにご勤務されていて、この領域に強い方に開発していただいたレシピを中心に集めました。ですから非常に信頼のおける、かつ現場に近い意見が取り入れられたレシピを豊富にそろえており、まさに「管理栄養士×産婦人科」というのが弊社の特徴です。このレシピは書籍として出版もされています。

こちらも引き続き、たくさんの方に利用していただきたいと思っております。

―― そのレシピは、ベビーカレンダーのサイトでも見ることはできるのですね。

安田 はい。今はフリーアクセスで見ることができます。

―― 無料で見れるものを書籍にしても売れるものですか。

安田 売れます。クックパッドのときには相当売れました。サイトやアプリでは無料で見ることができるわけですが、やはり手元に残しておきたいというニーズがあるのではないかと思います。

初心者のママさん、初めて見られる方にとっては、網羅性というか1から10まで全て載っていないと分かりづらいのではないでしょうか。

インターネットというのは何でもあるのですが、検索しづらいこともあります。「これだ」というものは検索することができますが、それを1から教えてくれるものはなかなかありません。例えば、趣味やスポーツをやるとき、いろいろなことを始めるときには、やはり最初は本で覚えるのが非常に分かりやすいと思います。離乳食も同様で、ママにとって初めての赤ちゃんであれば、離乳食についてピンポイントでこれだけ探したいというニーズはたぶん、あまりないと思います。あったとしても、インターネットで「離乳食」を検索するより、本のほうが扱い易いのかなと思います。

クックパッドでもたくさんのレシピを本にして、より多くの方に見ていただけるようにしていました。インターネットはたかだか月額３００円弱の有料ですが、会員になりたくない方には数百円の本のほうがニーズは高かったですね。

仕組みも大事だけれど命は提供するコンテンツ（中味）

―― ネット以外の情報発信チャネルを持っているということですね。

安田　そうですね。ですから、メディアは何かに限らず、いろいろな形でお役に立っていけるようになりたいと思っています。もともと、そういったものをつくるスタッフを私は大事にしていますし、編集部もきちんとつくっています。インターネットのメディア会社というのはテクノロジー優先のところも多いのですが、われわれはテクノロジーがないわけではありませんが、つくっているものがメディアなので、きちんとした編集部をつくっていろいろ気をつけています。

もともと私はベネッセ時代にインターネット事業のほかに雑誌事業にも携わっていました。それで『たまごクラブ』『ひよこクラブ』という雑誌の編集長を当社に引っ張ってきたのです。

またほかの女性誌や、妊娠・出産のメディアをやっていた人にも来てもらいました。今、編集部は10人ぐらいですが、そこではきちんとした、魂のこもった記事をしっかりとつくっていく体制があり、これがひとつ自慢です。

――今はアクセスしやすくするというところに力を入れていると。

安田 そうですね。仕組みも大事ですけれども、そもそものコンテンツが命ではないかと思っています。仕組みはもちろん、今は当然、アプリもきちんとやりますし、スマホにも合わせています。けれども、それは時と共にどんどん変化していきますからね。昔であれば、パソコンしかなくて、雑誌、パソコンだったのが、今はパソコンから携帯、携帯からスマホ、スマホからアプリに乗り変わっています。それはそれで対応するにしても、いずれにしても、そこへ出すコンテンツのほうは、重要だと思っています。それさえしっかりやっておけば、大丈夫ではないかと考えています。

――コンテンツが重要だということですね。少し振り返っていただいて、ご自身と妊娠・出産のママさん、そこととの関わりというのが強くなったきっかけは、何かあるのでしょうか。

安田 たまたまですが、ベネッセにいたとき「ウィメンズパーク」というサイトを立ち上げておりました。これは私が当時、インターネットの特徴とは何かと考えていたとき、「時を超え、場所を越え」というのが一番のメリットだと思って立ち上げたサイトです。5人で立ち上げたサイトなのですが、ある程度のアクセス数はあるだろうと思っていたら、驚くことに想像の5倍ぐらいのアクセスがあったのです。そのころはサーバーも高くて、サーバーがパンクしていました。

今までなかった価値を提供して世の中の役に立てることを実感

―― いつごろでのことすか。

安田　2000年です。開始から3カ月ぐらいずっとサーバーはパンクしていました。これが心に残りまして、そのあと費用をかけて、サーバーも増強し、いろいろな方に見ていただくことができるように、サイトも再構築しました。このとき、ほんのささいなことでも利用しているママさんたちに「ありがとう」と感謝されました。今までなかったもの、価値を提供して、世の中の役に立てることをそのとき実感しました。

それ以来、インターネットはどちらかというと、ギャンブルやお金もうけに利用されることが多くなりますが、そうではなく、社会貢献というか、そこに新しい仕組みを使って、便利に、楽になっていただくものを提供するのがいいなと考えるようになったのです。

ママとＩＴというのは、それほど相性がいいとは思いませんけれども、これは、私に課せられた課題なのだと思いました。

――ベネッセからクックパッドへ移られましたね。

安田　クックパッドの当時の社長とは以前からの知り合いでしたが、たまたまご縁があって、クックパッドへ転職しました。料理をする男性もいますが、やはり女性のほうが多く、その女性の方からクックパッドについて称賛の声がたくさん上がっていました。

クックパッドはすごい仕組みです。何がすごいかというと、材料で検索できるのです。本の場合、肉じゃがとか、カレーライスなどレシピ名でしか探せませんが、クックパッドなら例えば今日は冷蔵庫にダイコンが余っているからダイコンを使いたい、さらに豚肉も余っているからこれも使いたい、それで「ダイコン、豚肉」と入れて検索すると、レシピが出てきます。これはもう大革命です。これはクックパッドを立ち上げた創業時からやられているのですが、これに感動していただいているユーザーさんが大勢います。たかがレシピをネット化しただけでこんなに便利になるとは、これはすごいと思いました。

同じようなことを、ＩＴを使って、女性にも男性にも、もっともっといろいろな便利にできることはないだろうか考え、それでもう一度、やはり出産、育児をやりたいと思い、それで現在の事業を始めたわけです。

実は、私がクックパッドの役員をしているとき、今の事業のほかにダイエットの事業の子会社と幼児教育の領域も持っていました。それらもやりたいことでしたが、その中からどれかに１つに絞らないといけなかったので妊娠・出産に絞ったのです。

いずれにしても、テクノロジーを使って女性のいろいろな課題をどう解決するか、どうサポートするかということは、始めたときのきっかけがあり、私がやるべき事業ではないかと思い、それを継続しています。

もちろん当社の事業より、たとえばゲームなどの事業を行ったほうが儲かるのかもしれません。でも、そうではなくて実際の生活課題というか、本当に困っていることを解決する、みんなが通る道の困っていることを解決するほうが、私の性に合っているのではないかと思います。もともとベネッセ出身ですから、これでゲームをやっていたら「何だったんだ、お前」というような話になりますしね(笑)。

ですから、今後もベビーカレンダーでの事業をしっかり継続させていきたいと思っています。さらには、女性の一生をサポートするという観点で、20、30代といわず、40代、50代、60代の女性に対しても、しっかりサポートできる仕組みをつくる準備をしていますので、そこも大きくしていきたいと考えています。

資料編

母子保健法の一部を改正する法律・
法案イメージ・その他

母子保健法の一部を改正する法律をここに公布する。

令和元年十二月六日

内閣総理大臣　安倍　晋三

法律第六十九号

母子保健法の一部を改正する法律

母子保健法(昭和四十年法律第百四十一号)の一部を次のように改正する。

第十七条の次に次の一条を加える。

(産後ケア事業)

第十七条の二　市町村は、出産後一年を経過しない女子及び乳児の心身の状態に応じた保健指導、療養に伴う世話又は育児に関する指導、相談その他の援助(以下この項において「産後ケア」という。)を必要とする出産後一年を経過しない女子及び乳児につき、次の各号のいずれかに掲げる事業(以下この条において「産後ケア事業」という。)を行うよう努めなければならない。

一　病院、診療所、助産所その他厚生労働省令で定める施設であつて、産後ケアを行うもの(次号において「産後ケアセンター」という。)に産後ケアを必要とする出産後一年を経過しない女子及び乳児を短期間入所させ、産後ケアを行う事業

二　産後ケアセンターその他の厚生労働省令で定める施設に産後ケアを必要とする出産後一年を経過しない女子及び乳児を通わせ、産後ケアを行う事業

三　産後ケアを必要とする出産後一年を経過しない女子及び乳児の居宅を訪問し、産後ケアを行う事業

2　市町村は、産後ケア事業を行うに当たつては、産後ケア事業の人員、設備及び運営に関する基準として厚生労働省令で定める基準に従つて行わなければならない。

3　市町村は、産後ケア事業の実施に当たつては、妊娠中から出産後に至る支援を切れ目なく行う観点から、第二十二条第一項に規定する母子健康包括支援センターその他の関係機関との必要な連絡調整並びにこの法律に基づく母子保健に関する他の事業並びに児童福祉法その他の法令に基づく母性及び乳児の保健及び福祉に関する事業との連携を図ることにより、妊産婦及び乳児に対する支援の一体的な実施その他の措置を講ずるよう努めなければならない。

附　則

この法律は、公布の日から起算して二年を超えない範囲内において政令で定める日から施行する。

厚生労働大臣　加藤　勝信

内閣総理大臣　安倍　晋三

母子保健法の一部を改正する法律（産後ケア事業の法制化）について

公布日　：令和元年12月6日
法律番号：令和元年法律第69号

産後ケア事業とは

○産後ケアを必要とする出産後１年を経過しない女子及び乳児に対して、心身のケアや育児のサポート等（産後ケア）を行い、産後も安心して子育てができる支援体制を確保するもの。

法案概要

○現在、予算事業として実施している市町村事業の「産後ケア事業」について、母子保健法上に位置づける。

○各市町村について、「産後ケア事業」の実施の努力義務を規定する。

事業内容等

○実施主体：市町村
※事業の全部又は一部の委託可

○内容：心身の状態に応じた保健指導
療養に伴う世話
育児に関する指導若しくは相談その他の援助

○実施類型：①短期入所型
②通所型（デイサービス型）
③居宅訪問型（アウトリーチ型）

○実施施設：病院、診療所、助産所その他厚生労働省令で定める施設

○実施基準：厚生労働省令で定める基準
（人員、設備、運営等に係る基準）

対象者

○産後ケアを必要とする出産後１年を経過しない女子、乳児

他の機関・事業との産前からの連携

○市町村は、妊娠期から出産後に至る支援を切れ目なく行う観点から、
・母子健康包括支援センターその他の関係機関と必要な連絡調整
・母子保健法に基づく母子保健に関する他の事業、児童福祉法その他の法令に基づく母性及び乳児の保健及び福祉に関する事業との連携
を図ることにより、妊産婦及び乳児に対する支援の一体的な実施その他の措置を講ずるよう努めなければならない。

施行日

○2年を超えない範囲内で政令で定める日

産後ケアで出来ること(法案イメージ)

事業目的

○ 出産後の母子に対して心身のケアや育児のサポート等を行い、産後も安心して子育てができる支援体制を確保するもの。

実施主体等

○ 市区町村　(本事業の趣旨を理解し、適切な実施ができる団体等に事業の全部又は一部の委託が可能)

事業概要

○ 事業内容

助産師、保健師又は看護師等が、出産後1年以内の女子・乳児への保健指導、授乳指導、療養に伴う世話、心理的ケアやカウンセリング、育児に関する指導や育児サポート等を実施。

○ 実施方法・実施場所等

①短期入所型(ショートステイ型)・・・ 産後ケアセンター(医療機関や助産所の空きベッド又は厚生労働省令で定める施設)に数日間入所し、心身のケア等を実施。

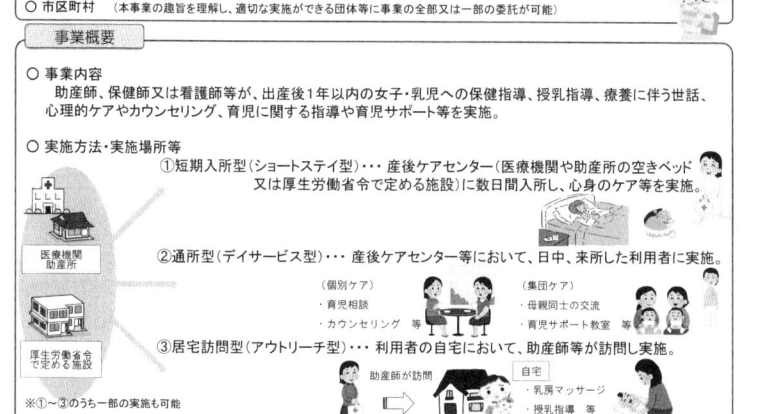

②通所型(デイサービス型)・・・ 産後ケアセンター等において、日中、来所した利用者に実施。

(個別ケア)
・育児相談
・カウンセリング　等

(集団ケア)
・母親同士の交流
・育児サポート教室　等

③居宅訪問型(アウトリーチ型)・・・ 利用者の自宅において、助産師等が訪問し実施。

・乳房マッサージ
・授乳指導　等

※①～③のうち一部の実施も可能

あとがき

厚生労働省の妊娠・出産包括支援事業（母子保健課）にかかる予算と、その執行率の近年の推移を見てみよう。２０１６年度は23億６０００万円の予算に対して執行率はわずか22％。17年同37億８０００億円に対して23％、18年度同36億３０００万円に対して同31％。19年度は38億円の予算で、現在執行中の段階だ。そして２０２０年度は前年度より３割も増額となる49億５０００万円が予算要求されている。いずれにしても平均執行率は25％という低さである。

妊娠・出産包括支援事業を現実に執行するのは全国の市町村である。予算の執行率が低いのは、それだけ世の中の関心が低いことの反映でもあるが、執行の当事者たる地方自治体担当官の認識不足、取り組み努力不足がないとは言えまい。

ではなぜ、子どもを生み育てていくための最初の大事な妊娠・出産に対するサポート体制作りに対しては、熱があまり入らないのか。

「高齢者対策を優先するあまり、母親と子どもへの対策が後回しになった」と話すのは、現リトアニア特命全権大使でかつて内閣官房「まち・ひと・しごと創生本部」地方総括官を務めた山崎史郎氏。目の前に増え続ける高齢者を前にすれば、それは数が少なくなっていく妊娠・出産・子育てへの対策が後回しになるのも無理からぬこと、ということだろう。だが実は、むしろそのことにこそ、日本の最大の危機が潜んでいる、と見る識者はこのところ急速に増えている。そして昨年(2019年)末、「産後ケア」事業を地方自治体の取り組み努力義務とする法律がようやくできた。

単身世帯の増大、高齢出産化、女性の社会進出など、日本の社会状況が大きく変わってきている中で、妊娠・子育てに対する国の政策がようやく今、方向を変えようとしているのだ。この間、子育てに関しては、児童虐待の増大など、新たな社会問題も目立つようになってきた。

だが「産後ケア」を、こうした虐待問題などの社会的マイナス事象の対策のためだけの事業と捉えるのは誤りである。むしろ「産後ケア」事業によって、地域に人を集め、その地域が活性化するための手段とする、といった積極的な捉え方、発想の転換が重要だ。本書は正に、その発想の転換を広く狙って刊行をするものである。

最後に監修の労をとっていただいた福島富士子様、並びに本書にご登場いただいた関係各位の皆様、また東日本税理士法人会長の長隆様にこの場を借りて感謝申し上げます。

『財界』編集部

福島　富士子（ふくしま・ふじこ）

1957年（昭和32年）生まれ。静岡県出身。横浜国立大学大学院環境情報学府満期退学。医学博士。国立保健医療科学院 上席主任研究者を経て、2014年東邦大学看護学部教授。18年同看護学部長。13年一般社団法人産後ケア推進協会を創設

産後ケア 完全理解読本

2020年３月30日　第１版第１刷発行

監修者　福島富士子
発行者　村田博文
発行所　株式会社財界研究所
［住所］〒100-0014　東京都千代田区永町2-14-3
東急不動産赤坂ビル11階
［電話］03-3581-6771
［ファックス］03-3581-6777
［URL］http://www.zaikai.jp/
ライター　畑山崇浩（『財界』編集部）
印刷・製本　図書印刷株式会社

乱丁・落丁は送料小社負担でお取り替えいたします。
ISBN 978-4-87932-136-7
定価はカバーに印刷してあります。